国家 973 计划项目

"中医临床各科诊疗理论框架结构研究"

金元四大家医书校注丛书

石 岩 总主编

脾 胃 论

金·李杲 著

吕 凌 战佳阳 校注

科学出版社

北 京

内 容 简 介

《脾胃论》为金元时期著名医家李杲所著，成书于1249年。李杲（1180—1251年），字明之，晚号东垣老人，河北正定人。李氏既贯穿《内经》、《难经》及仲景、洁古之学，又提出了脾胃内伤的独创见解，他认为"脾胃为元气之本"，"内伤脾胃，百病由生"。在治疗上，擅于调理脾胃、升提中气，被誉为"补土派"的一代宗师。其著作《脾胃论》比较完整地体现了东垣先生的学术思想和诊疗特色。全书共四卷，主要论述了脾胃的生理、病理，脾胃病的成因、证候、治则、方药及治验、将理法。叶天士评价说：脾胃为病，最详东垣。

本书适用于中医医史文献研究者、中医院校师生使用，也可供中医爱好者参考。

图书在版编目（CIP）数据

脾胃论 /（金）李杲著；吕凌，战佳阳校注. —北京：科学出版社，2021.7
（金元四大家医书校注丛书 / 石岩总主编）
ISBN 978-7-03-069359-4

Ⅰ. ①脾… Ⅱ. ①李… ②吕… ③战… Ⅲ. ①脾胃学说 ②《脾胃论》–注释 Ⅳ. ①R256.3

中国版本图书馆 CIP 数据核字（2021）第 138983 号

责任编辑：刘 亚 / 责任校对：蒋 萍
责任印制：李 彤 / 封面设计：黄华斌

科学出版社 出版
北京东黄城根北街 16 号
邮政编码：100717
http://www.sciencep.com
天津市新科印刷有限公司 印刷
科学出版社发行 各地新华书店经销
＊
2021 年 7 月第 一 版 开本：720×1000 1/16
2023 年 3 月第二次印刷 印张：9
字数：150 000
定价：58.00 元
（如有印装质量问题，我社负责调换）

丛书编委会

总 主 编 石　岩

副总主编 刘庚祥　傅海燕　杨宇峰

编　　委（以姓氏笔画为序）

马　丹　王　雪　王宏利　王蕊芳

艾　华　曲妮妮　吕　凌　闫海军

杨宇峰　谷　松　谷建军　张　华

陈　雷　邰东梅　尚　冰　季顺欣

赵鸿君　战佳阳　曹　瑛

总 前 言

中医药学是一个伟大的宝库，其学术源远流长，其理论博大精深，其学说百家争鸣。若要真正掌握其思想精髓，灵活应用以治病救人，非熟读、领悟历代医学经典别无他路。国家中医药管理局因此提出"读经典，做临床"的口号，以倡导中医界的同事、学子，认真研读历代有代表性的中医典籍，以提高中医理论与临床水平。

金元时期是中医药学迅速发展的时期。受宋明理学的影响，中医药学针对宋以前的诊疗模式、临症方法展开了学术争鸣，全面探究病因病机理论，形成了新的外感内伤病机学说，即金元四大家的学术争鸣。他们对宋以前那种"方证相应""以方名证"，临证辨识"方证"的诊疗模式提出了挑战，开始大量使用《内经》阴阳五行、脏腑气血学说探讨病因病机，推导和辨析临症证候及症状发生和变化的机理。

金元四大家以刘完素为首。刘完素，字守真，自号通玄处士。河间人（今河北省河间县），故尊称刘河间。他在精研《素问》《伤寒论》的基础上，以"火热论"阐发六气病机，提出了"六气皆从火化"的著名论点，力主寒凉治病，创立了寒凉学派。主要著作有《素问玄机原病式》《黄帝素问宣明论方》和《素问病机气宜保命集》。

张从正，字子和，自号戴人。睢州考城人（今河南睢县、兰考一带）。私淑刘河间，治病宗河间寒凉之法，又发展河间寒凉学派为以寒凉攻邪为特点的攻邪学派。他认为疾病"或自外而入，或由内而生，皆邪气也"，邪留则正伤，邪去则正安，故治疗上以汗、吐、下三法攻除疾病。其代表作为《儒门事亲》。

李杲，字明之，真定人（今河北正定），居于东垣地区，晚号东垣老人。师事张元素，依据《内经》以胃气为本的理论，提出了"内伤脾胃，百病由生"的观点，治疗上强调调理脾胃，升提中气，创立了补土学派。其代表作为《脾胃论》

《内外伤辨惑论》和《兰室秘藏》。

朱震亨，字彦修，婺州义乌人（今浙江义乌市），其乡有小河名丹溪，故尊之为丹溪翁。丹溪师事罗知悌，又受到刘完素、张从正、李杲三家学说的影响及程、朱理学的影响，倡导"阳常有余，阴常不足"和"相火"易于妄动耗伤精血的观点，治疗上主张滋阴降火，善用滋阴降火药，后世称其学术流派为养阴派。丹溪的著作，以《局方发挥》《格致余论》和《金匮钩玄》为代表，而《丹溪心法》等则为其门人弟子整理其学术经验而成书。

金元四大家及其传承弟子经过不断的研究、探讨与实践，构建了当时中医学临症诊疗模式及临症的基本理论框架，即"时方派"的特色学术。时方派的理论、实践及诊疗模式是在宋代医学着重方剂的收集、整理、汇总的基础上，又在临症理论、诊疗模式方面进行了一次更深入的研讨、辨析与提高，把古代有着各自发展轨迹的"医经理论"与"经方实践"在方法上进行了相融的构建，形成了金元时期用医经理论推导、辨析、诠释"方"与"证"之间关系的辨（病机）证施治的基本模型。这种初始的模型经过后世的不断发展、完善，逐渐丰富它的理论框架，形成了后世中医学临症的主流模式，亦是我们现代中医临症官方的主流模式。因此，认真研读金元四大家的著作，探讨金元时期学术争鸣的起因与内涵，辨析当时临症模式转换的背景及辨（病机）证施治的形成与发展，对于我们研究现代中医临症的诊疗模式，临症理论的框架结构具有不可或缺的意义。

作为国家重点研究课题973项目的一部分，我们汇集了金元四大家有影响的代表作11部及从诸书中汇总的《朱丹溪医案拾遗》1部，编辑成"金元四大家医书校注丛书"。通过筛选好的底本，配合校勘讹误，注释疑难，诠释含义等方式，深入准确地理解原著内容，以期方便读者学习了解金元四大家医书的内容。同时从学说的源流、背景、学术特色及对后世的影响等方面，对各书进行了系统研究。

不过限于水平，错误与疏漏之处在所难免，切望广大专家、读者批评指正。

编　者

2020 年 10 月

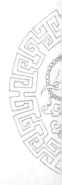

校注 ● 说明

《脾胃论》为金元时期著名医学家李杲所著，成书于1249年。

李杲（1180—1251），字明之，晚号东垣老人，真定（今河北省正定县）人。少时聪颖，博学强记，尤好医药。二十余岁母亲患病，为庸医所误，临终不知何证，他"痛悼不知医理而失其亲"，发誓"若遇良医，当力学以志吾过"。师从于著名医家张元素，潜心研究医学，终成一代名医。

东垣先生一生著作颇丰，但多散佚，现存于世的主要有《内外伤辨惑论》《脾胃论》《兰室秘藏》《东垣试效方》《医学发明》。《脾胃论》是他的代表著作，该书撰成于《内外伤辨惑论》之后，是其晚年之作。李氏特别重视脾胃在人体生命活动中的重要作用，他认为，脾胃为元气之本，"内伤脾胃，百病由生"，创补中益气、升阳散火诸法，被后世誉为"补土派"的宗师。该书的学术价值，正如其门人罗天益后序所言："黄帝著《内经》，其忧天下后世，可谓厚且至矣，秦越人述《难经》以证之。伤寒为病最大，仲景广而论之，为万世法。至于内伤脾胃之病，诸书虽有其说，略而未详，我东垣先生，作《内外伤辨》《脾胃论》以补之。"

《脾胃论》版本流传较多，本次校注选用清·吴门德馨堂藏本为底本，以清·云林阁藏本为主校本，《四库全书》本和《济生拔粹》本为参校本，《内外伤辨惑论》、《黄帝内经》为他校本。以对校为主，参考参校、他校，其基本原则如下：

一、本书原为繁体字竖排版，本次将繁体字一律改为规范的简体字，并将竖排版改为横排版，故凡原文表示以上意思的"右"，径改为"上"字，如方剂制法中的"右件……"改为"上件……"。

二、底本明显错字、笔画小误、形近而误者，径改，不出注。

三、对原书的异体字径改为简体字。

四、保留原书中的通假字、古字，出注说明。

五、对底本进行了标点，使用的标点符号依据 2012 年 6 月 1 日国家语言文字工作委员会颁布的《标点符号用法》。

六、对原书的注释，主要依据汉语大词典出版社 1990 年 12 月出版的《汉语大词典》、人民卫生出版社 1995 年 5 月出版的《中医大词典》。

校注者

2020 年 12 月

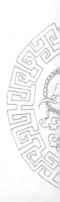

目录

序

天之邪气，感则害人五脏，八风①之邪，中人之高者也；水谷之寒热，感则害人六腑，谓水谷入胃，其精气上注于肺，浊溜于肠胃，饮食不节而病者也；地之湿气，感则害人皮肤筋脉，必从足始者也。《内经》说百病皆由上中下三者，及论形气两虚，即不及天地之邪，乃知脾胃不足，为百病之始，有余不足，世医不能辨之者，盖已久矣。往者，遭壬辰之变②，五六十日之间，为饮食劳倦所伤而殁者，将百万人，谓由伤寒而殁，后见明之③辨内外伤④及饮食劳倦伤一论，而后知世医之误。学术不明，误人乃如此，可不大哀耶！明之既著论矣，且惧俗蔽不可以猝悟也，故又著《脾胃论》丁宁之。上发二书之微，下袪千载之惑，此书果行，壬辰药祸，当无从而作。仁人之言，其意博哉！

己酉七月望日遗山元好问序⑤

『注释』

①八风：指东、南、西、北、东南、西南、东北、西北八方之风。

②壬辰之变：1232 年，元兵围攻汴梁（今河南开封），城中大疫。

③明之：李东垣先生，字明之。

④辨内外伤：1231 年，东垣先生撰成《内外伤辨》初稿；1247 年，修改后名为《内外伤辨惑论》。

⑤元好问：裕之，号遗山，世称遗山先生。生于金章宗明昌元年（1190 年），卒于元宪宗蒙哥七年（1257 年）。太原秀容（今山西省忻州市）人。我国金代著名作家和历史学家，同时深于历算、医药、书画鉴赏、书法、佛道哲理等学问。医学家东垣先生曾是他的朋友。

『按语』

元好问先生所作之序主要阐述了李东垣先生撰写《脾胃论》的撰著背景和宗旨。

卷　一

脾胃虚实传变论

『原文』

《五脏别论》云：胃、大肠、小肠、三焦、膀胱，此五者，天气之所生[1]也，其气象天[2]，故泻而不藏，此受五脏浊气，名曰传化之府，此不能久留，输泻者也。所谓五脏者，藏精气而不泻也，故满而不能实；六腑者，传化物而不藏，故实而不能满。所以然者，水谷入口，则胃实而肠虚，食下，则肠实而胃虚，故曰实而不满，满而不实也。

《阴阳应象大论》云：谷气通于脾。六经为川，肠胃为海，九窍为水注之气[3]。九窍者，五脏主之。五脏皆得胃气，乃能通利。

《通评虚实论》云：头痛耳鸣，九窍不利，肠胃之所生也。胃气一虚，耳目口鼻，俱为之病。

《经脉别论》云：食气入胃，散精于肝，淫气于筋。食气入胃，浊气归心，淫精于脉。脉气流经，经气归于肺，肺朝百脉，输精于皮毛。毛脉合精，行气于腑，腑精神明，留[4]于四脏。气归于权衡，权衡以平，气口成寸，以决死生。饮入于胃，游溢精气，上输于脾。脾气散精，上归于肺，通调水道，下输膀胱。水精四布，五经并行，合于四时五脏阴阳，揆度以为常也。又云：阴之所生，本在五味；阴之五宫[5]，伤在五味。至于五味，口嗜而欲食之，必自裁制，勿使过焉，过则伤其正也。谨和五味，骨正筋柔，气血以流，腠理以密，如是则骨气[6]以精，谨道如法，长有天命。

《平人气象论》云：人以水谷为本，故人绝水谷则死，脉无胃气亦死。所谓无胃气者，非肝不弦，肾不石[7]也。

历观诸篇而参考之，则元气之充足，皆由脾胃之气无所伤，而后能滋养元气；若胃气之本弱，饮食自倍，则脾胃之气既伤，而元气亦不能充，而诸病之所由生也。

『注释』

①天气之所生：天气，属阳气，胃、大肠、小肠、三焦、膀胱禀受于阳，其性质亦属阳，故云"天气之所生"。

②其气象天：《素问注证发微·卷二》曰："盖天主变化，五者泻而不能藏，此所以象天也。"

③水注之气：《类经》云："水注之气，言水气之注也，如目之泪、鼻之涕、口之津、二阴之尿秽皆是也。虽耳若无水，而耳中津气湿而成垢，是即水气所致。气至水必至，水至气必至，故言水注之气。"

④留：通"流"。

⑤阴之五宫：即五脏。

⑥骨气：骨、筋、气血、腠理。

⑦石：沉脉。

『按语』

上文从五脏六腑的生理功能及饮食在体内消化、吸收、营养输布的过程，阐述脾胃协同共济，在受纳腐熟水谷、布行营养精微中的重要作用。强调脾胃功能是否正常，关系到人体元气的盛衰，脾胃没有损伤，则元气充足，机体生理活动正常，若脾胃内伤，则元气因营养匮乏而不充足，防御功能下降，诸病发生。

『原文』

《内经》之旨，皎如日星，犹恐后人有所未达，故《灵枢经》中复申其说。经云：水谷入口，其味有五，各注其海①，津液各走其道。胃者，水谷之海，其输上在气街，下至三里。水谷之海有余，则腹满；水谷之海不足，则饥不受谷食。人之所受气者，谷也；谷之所注者，胃也。胃者水谷气血之海也。海之所行云气者，天下也，胃之所出气血者，经隧也。经隧者，五脏六腑之大络也。又云：五谷②入于胃也，其糟粕、津液、宗气，分为三隧。故宗气积于胸中，出于喉咙，以贯心肺，而行呼吸焉。荣气者，泌③其津液，注之于脉，化而为血，以荣四末，内注五脏六腑以应刻数④焉。卫者，出其悍气之慓疾，而行于四末分肉、皮肤之间，而不休者也。又云：中焦之所出，亦并胃中，出上焦之后，此所受气者，泌糟粕，蒸津液，化为精微，上注于肺脉，乃化而为血，以奉生身，莫贵于此。圣人谆复其辞而不惮其烦者，仁天下后世之心亦惓惓矣。

『注释』

①海：指四海，即气海、血海、髓海、水谷之海。

②五谷：粳米、大豆、小豆、麦、黄黍。此处泛指饮食物。

③泌：原作"必"，据云林阁本改。

④刻数：古代计时，一个昼夜分为一百刻，十五分为一刻。荣气循行于周身，一昼夜为五十周次，恰与百刻之数相应。

『按语』

上文从水谷入胃后化生精微的过程，以及人体宗气、营气、卫气的生成和功用方面，进一步强调脾胃在人体生命活动中的重要作用。

『原文』

故夫饮食失节，寒温不适，脾胃乃伤。此因喜、怒、忧、恐，损耗元气，资助心火。火与元气不两立，火胜则乘其土位，此所以病也。

『按语』

东垣先生在此阐述了脾胃病的主要发病原因。李氏认为，饮食失于节制，过饥、过饱、过寒、过热，会使脾胃受伤；情志过于喜、怒、忧、恐，也会损伤人的元气，元气不足，不能制约阴火，阴火上升，更侮脾胃，从而导致脾胃病的发生。

『原文』

《调经篇》云：病生阴①者，得之饮食居处，阴阳②喜怒。又云：阴虚则内热，有所劳倦，形气衰少，谷气不盛，上焦不行，下脘不通，胃气热，热气熏胸中，故为内热。脾胃一伤，五乱③互作，其始病遍身壮热，头痛目眩，肢体沉重，四肢不收，怠惰嗜卧，为热所伤，元气不能运用，故四肢困怠如此。圣人著之于经，谓人以胃土为本，成文演义，互相发明，不一而止。粗工④不解读，妄意施用，本以活人，反以害人。

『注释』

①阴：指五脏。《黄帝内经太素·卷二十四》载："阴，五脏也。"

②阴阳：此指男女。《素问绍识》注："阴阳喜怒之阴阳，盖指房室，杨释为男女，其意为然。"

③五乱：指心、肺、肠胃、臂胫、头。

④粗工：医道粗疏的医生。

『按语』

本段节选了《素问·调经论》"病生阴者"的病因和"阴虚内热"的产生机制，进一步阐明损伤脾胃是导致多种疾病发生的原因。

"阴虚则内热……故为内热"。张志聪注："此言阴虚生内热者，因中土之受伤也。夫饮食劳倦则伤脾，脾主肌肉，故形气衰少也。水谷入胃，由脾气之转输，脾不运行，则谷气不盛矣。上焦不能宣五谷之味，下焦不能受水谷之津，胃为阳热之腑，气留而不行，则热气熏于胸中，而为内热矣。"

『原文』

今举经中言病从脾胃所生，及养生当实元气者条陈之。

《生气通天论》云：苍天之气清净①，则志意治，顺之则阳气固，虽有贼邪，弗能害也，此因时之序。故圣人传②精神，服天气，而通神明。失之内闭九窍，外壅肌肉，卫气散解③。此谓自伤，气之削也。阳气者，烦劳则张，精绝，辟积④于夏，使人煎厥⑤。目盲耳闭，溃溃乎若怀故都⑥。苍天之气贵清净，阳气恶烦劳，病从脾胃生者一也。

『注释』

①苍天之气：《类经·疾病类》注："天色深玄，故曰苍天。"此处指自然界。清净："净"通"静"。清净，即安静、宁静。

②传：通"专"。

③散解：散，分散；解，分散。散、解为同义复词，此为耗散之意。

④辟积："辟"通"襞"，襞积，谓衣裙之褶。此处形容多次重复积累。

⑤煎厥：病证名。指虚损、精绝所致昏厥的病证。

⑥若怀故都：《素问·生气通天论》作"若坏都"。

『原文』

《五常政大论》云：阴精所奉其人寿，阳精所降其人夭。阴精所奉，谓脾胃既和，谷气上升，春夏令行，故其人寿。阳精所降，谓脾胃不和，谷气下流，收藏令行，故其人夭。病从脾胃生者二也。

《六节藏象论》云：脾、胃、大肠、小肠、三焦、膀胱者，仓廪之本，荣之居也，名曰器[1]，能化糟粕，转味而入出者也。其华在唇四白，其充在肌，其味甘，其色黄。此至阴之类，通于土气。凡十一脏，皆取决于胆也。胆者，少阳春升之气，春气升则万化安。故胆气春升，则余脏从之；胆气不升，则飧泄[2]肠澼[3]，不一而起矣。病从脾胃生者三也。

『注释』

①器：器皿，特指人体中贮存饮食水谷及待排泄的代谢产物的器官而言。
②飧泄：即"飧泄"，以泻下完谷不化为特征。"飧"，"飧"的通假字。
③肠澼：病证名。肠澼，形容肠内有积滞，排便时澼澼有声而痢下赤白。

『原文』

经云：天食人以五气[1]，地食人以五味。五气入鼻，藏于心肺，上使五色修明，音声能彰[2]。五味入口，藏于肠胃，味有所藏，以养五气，气和而生，津液相成，神乃自生[3]。此谓之气者，上焦开发，宣五谷味，熏肤充身泽毛，若雾露之溉。气或乖错，人何以生，病从脾胃生者四也。

『注释』

①食：供给。五气：指天之气，因其随时令变化而表现为风、寒、暑、湿、燥，所以称为五气。王冰以后，诸家多认为，五气指臊、焦、香、腐、腥。
②五色修明，音声能彰：修明，鲜明、明润；彰，明显、显著。《类经·气味》注："五气入鼻，由喉而藏于心肺，以达五脏，心气充则五色修明，肺气充则声音彰著。盖心主血，其华在面；肺主气，故发于声。"
③津液相成，神乃自生：《类经·气味》注："五味入口，由咽而藏于肠胃，胃藏五味，以养五脏之气，而化生津液以成精，精气充而神自生，人生之道，止于此耳。"

『按语』

以上论述了病生于脾胃的四种原因：其一，由于人们不能适应自然变化，导致卫气耗散失固，如遇烦劳过度，汗泄精绝，阳愈盛而阴愈亏，到夏季暑热之时，内外热迫，便易发煎厥；其二，脾胃功能失调，营养不能充分吸收和输布，元气不足，抗病力减弱，邪气易侵，使人多病；其三，少阳胆气失于升发，脾胃之谷气下流，导致飧泄、肠澼等证的发生；其四，宗气紊乱。

『原文』

岂特四者，至于经论天地之邪气，感则害人五脏六腑，及形气俱虚，乃受外邪，不因虚邪，贼邪不能独伤人，诸病从脾胃而生明矣。

『按语』

东垣先生认为，人体患病的主要原因是脾胃功能失常，如果脾胃功能正常，即使外感邪气，也不会使人生病；若脾胃虚衰，元气不足，邪气乘虚而入，就会导致疾病的发生。

『原文』

圣人旨意，重见叠出，详尽如此，且垂戒云，法于阴阳，和于术数，食饮有节，起居有常，不妄作劳，故能形与神俱，而尽终其天年，度百岁乃去。由是言之，饮食起居之际，可不慎哉。

『按语』

本段阐明预防疾病、延年益寿的基本原则和方法，即顺应四时、锻炼身体、饮食节制、按时起居、劳逸结合。

综观本篇，该论是全书的总纲，通过对脾胃在人体饮食水谷、化生精微中的重要作用，以及因饮食、劳倦等因素导致脾胃功能失调，机体产生多种疾病的阐述，反复论证脾胃在人体生命活动中的重要性，强调"人以胃气为本"。

藏气法时升降浮沉补泻之图

『原文』

　　五行相生，木、火、土、金、水，循环无端，惟脾无正行，于四季之末各旺一十八日，以生四脏。四季者，辰、戌、丑、未是也。人身形以应九野①，左足主立春，丑位是也；左手主立夏，辰位是也；右手主立秋，未位是也；右足主立冬，戌位是也。戊湿，其本气平，其兼气温、凉、寒、热，在人以胃应之；己土，其本味咸，其兼味辛、甘、酸、苦，在人以脾应之。脾胃兼化，其病治之各从其宜，不可定体；肝肺之病，在水火之间，逆顺传变不同，温凉不定，当求责耳。

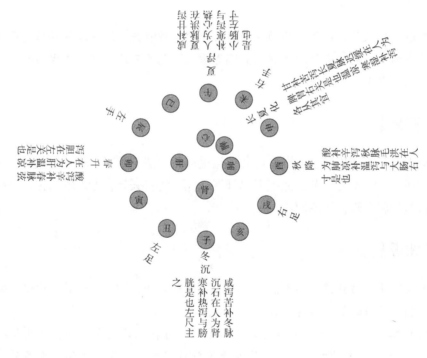

『注释』

　　①九野：张志聪注："九野者，在天为分野，在地为九州，在人为首膺喉手足腰胁。"

『按语』

藏气指五脏之气，法时指取法于四时。本论根据四时五行变化规律，论述人体五脏与自然的关系及五脏病变药食调治的法则，阐明了中医"合人形以法四时五行而治"的道理。由于所论五脏之气的生克规律取法于天地四时五行，并且主要以图描述，故题为"藏气法时升降浮沉补泻之图"。

附 五脏与五味、季节的相关性

《类经·疾病类·二十四》载："木不宜郁，故欲以辛散之，顺其性者为补，逆其性者为泻，肝喜散而恶收，故辛为补，酸为泻之味。""火性炎烈，甘则反其性而缓之，故泻心用甘；心欲软，咸则顺其性而软之，故补用咸。""脾贵充合温厚，其性欲缓，故宜食甘以缓之。""脾喜甘而恶苦，故苦为泻之。""肺应秋，气主收敛，故宜食酸以收之。肺气宜聚不宜散，故酸收为补，辛散为泻。""肾主闭藏，气贵周密，故肾欲坚，宜食苦以坚之也。苦能坚，故为补；咸能软坚，故为泻。"

五脏所宜五味补泻表

五脏	宜食	
	补	泻
肝	辛	酸
心	咸	甘
脾	甘	苦
肺	酸	辛
肾	苦	咸

五脏所应季节与主脉

五脏	季节	主脉
肝	春	弦
心	夏	洪
脾	长夏	迟缓
肺	秋	毛洪
肾	冬	沉石

脾胃胜衰论

『原文』

胃中元气盛，则能食而不伤，过时而不饥。脾胃俱旺，则能食而肥。脾胃俱虚，则不能食而瘦；或少食而肥，虽肥而四肢不举，盖脾实^①而邪气盛也。又有善食而瘦者，胃伏火邪于气分则能食，脾虚则肌肉削，即食㑊^②也。叔和^③云：多食亦饥虚，此之谓也。

『注释』

①脾实：指脾为邪气所壅滞。
②食㑊：病名，一名食亦，指食后怠惰。㑊，四肢懈怠，懒于行动。
③叔和：即王叔和，晋代著名医家。其主要医学成就，编撰《脉经》，整理《伤寒论》。

『按语』

本段论脾胃盛衰与人的饮食情况、形体肥瘦的关系。脾胃功能旺盛，则能食而过时不饥，体胖健壮；脾胃虚弱，则多食而饥，体瘦肌削。

『原文』

夫饮食不节则胃病，胃病则气短精神少而生大热，有时而显火上行，独燎其面，《黄帝针经》云：面热者，足阳明病^①。胃既病，则脾无所禀受，脾为死阴^②，不主时也，故亦从而病焉。

形体劳役则脾病，病脾则怠惰嗜卧，四肢不收，大便泄泻；脾既病，则其胃不能独行津液，故亦从而病焉。

『注释』

①面热者，足阳明病：《黄帝内经太素·卷十一》注："阳明脉起面，故足阳明病，面热为候也。"

②死阴：指五脏相克而后传，导致经气绝。张志聪注："五脏相克而传谓之死阴。"

『按语』

上文论述导致脾胃俱损的两种途径：其一，饮食不节伤胃，胃病及脾；其二，形体劳役伤脾，脾病及胃，终致脾胃俱伤。

『原文』

大抵脾胃虚弱，阳气不能生长，是春夏之令不行，五脏之气不生。脾病则下流乘肾，土克水，则骨乏无力，是为骨蚀①，令人骨髓空虚，足不能履地，是阴气重叠②，此阴盛阳虚之证。大法云，汗之则愈，下之则死。若用辛甘之药滋胃，当升当浮，使生长之气旺。言其汗者，非正发汗也，为助阳也。

『注释』

①骨蚀：病名。《灵枢·刺节真邪》曰："虚邪之入于身也深，寒与热相搏，久留而内著，寒胜其热，则骨疼肉枯；热胜其寒，则烂肉腐肌为脓，内伤骨，内伤骨为骨蚀。"

②阴气重叠：脾属太阴，脾病下流乘肾，肾属少阴，故言阴气重叠。

『按语』

本段论述阴盛阳虚证，治以"汗之"的道理。此阴盛阳虚的产生原因是脾病，阳气不振，阴寒内盛，下乘于肾，导致元阳亏虚。此"汗之"，并非指邪在表而发汗解表，它是用辛甘之药滋益胃气，生发脾阳，故谓助阳。

『原文』

夫胃病其脉缓，脾病其脉迟，且其人当脐有动气①，按之牢若痛。若火②乘土位，其脉洪缓，更有身热、心中不便之证。此阳气衰弱，不能生发，不当于五脏中用药法治之，当从《藏气法时论》中升降浮沉补泻法用药耳。

『注释』

①动气：搏动。

②火：阴火。

『按语』

上文论脾胃病所见脉证，以及脾胃病治疗应遵循的法则。文中"脐有动气，按之牢若痛"的产生原因是脐为脾所主，脾胃虚弱，运化失职，寒湿凝滞，中阳不运。

东垣先生认为，脾胃病之阳气虚弱根本原因在于脾胃失枢，阳气不能生发，故不主张以"五脏中用药法治之"，而主张从《素问·藏气法时论》升降浮沉补泻法调理。

『原文』

如脉缓，病怠惰嗜卧，四肢不收，或大便泄泻，此湿胜，从平胃散①。若脉弦，气弱自汗，四肢发热，或大便泄泻，或皮毛枯槁，发脱落，从黄芪建中汤②。脉虚而血弱，于四物汤③中摘一味或二味，以本显证④中加之。或真气虚弱，及气短脉弱，从四君子汤⑤。或渴，或小便闭涩，赤黄多少，从五苓散⑥去桂，摘一二味加正药中。

已上五药⑦，当于本证中随所兼见证加减。

『注释』

①平胃散：见《太平惠民和剂局方》。药物组成：苍术、厚朴、陈皮、甘草。

②黄芪建中汤：本方见《金匮要略》。药物组成：黄芪、白芍药、桂枝、生姜、炙甘草、大枣、饴糖。

③四物汤：见《太平惠民和剂局方》。药物组成：当归、白芍、熟地、川芎。

④本显证：本，本方；显证，主证。

⑤四君子汤：见《太平惠民和剂局方》。药物组成：人参、茯苓、白术、炙甘草。

⑥五苓散：出自《伤寒论》。药物组成：猪苓、茯苓、泽泻、白术、桂枝。

⑦五药：指平胃散、黄芪建中汤、四物汤、四君子汤、五苓散。

『按语』

本段论五种脾胃虚弱证的证候表现和处方用药。脾主运化，喜燥恶湿，若湿滞脾胃，运化失司，治宜燥湿运脾，行气和胃，方用平胃散；若脾虚气寒，营卫失调，治宜温中补虚，调和营卫，方用黄芪建中汤；若脾胃虚弱，气血生化不足，偏血虚者酌加四物汤中药物，偏气虚者酌加四君子汤中药物；若脾胃虚弱，运化水湿障碍，水湿内停，证见渴而小便闭，治宜温阳化气，利水渗湿，方加五苓散中药物。原文中提到宜五苓散去桂，桂即桂枝，因桂枝辛热助生阴火，故去之。

『原文』

假令表虚自汗，春夏加黄芪，秋冬加桂。

如腹中急缩，或脉弦，加防风；急甚加甘草。腹中窄狭，或气短者，亦加之。腹满气不转者，勿加。虽气不转，而脾胃中气不和者，勿去，但加厚朴以破滞气，然亦不可多用，于甘草五分中加一分可也。腹中夯闷^①，此非腹胀，乃散而不收，可加芍药收之。

如肺气短促，或不足者，加人参、白芍药。中焦用白芍药，则脾中升阳，使肝胆之邪不敢犯也。腹中窄狭及缩急者，去之，及诸酸涩药亦不可用。

腹中痛者，加甘草、白芍药，稼穑^②作甘，甘者己也；曲直^③作酸，酸者甲也。甲己化土^④，此仲景妙法也。腹痛兼发热，加黄芩；恶寒或腹中觉寒，加桂。

怠惰嗜卧，有湿，胃虚不能食，或沉困，或泄泻，加苍术；自汗，加白术。

小便不利，加茯苓，渴亦加之。

气弱者，加白茯苓、人参；气盛者，加赤茯苓、缩砂仁。气复不能转运，有热者，微加黄连；心烦乱亦加之。

小便少者，加猪苓、泽泻；汗多，津液竭于上，勿加之，是津液还入胃中，欲自行也。不渴而小便闭塞不通，加炒黄蘗、知母。

小便涩者，加炒滑石；小便淋涩者，加泽泻。且五苓散治渴而小便不利，无恶寒者，不得用桂。

不渴而小便自利，妄见妄闻，乃瘀血证，用炒黄蘗、知母，以除胸^⑤中燥热。窍不利而淋，加泽泻、炒滑石；只治窍不利者，六一散^⑥中加木通亦可。心脏热者，用钱氏方中导赤散^⑦。

中满或但腹胀者，加厚朴；气不顺，加橘皮；气滞，加青皮一、橘皮三。

气短小便利者，四君子汤中去茯苓，加黄芪以补之；如腹中气不转者，更加甘草一半。

腹中刺痛，或周身刺痛者，或里急者，腹中不宽快是也；或虚坐而大便不得者，皆血虚也，血虚则里急，或血气虚弱而目睛痛者，皆加当归身。

头痛者，加川芎；苦头痛，加细辛，此少阴头痛也。

发脱落及脐下痛，加熟地黄。

『注释』

①夯闷：压闷的感觉。

②稼穑：指庄稼的播种与收获，即所谓"春种曰稼，秋收曰穑"，此喻脾胃。

③曲直：树木的主干挺直向上生长，树枝曲折向外伸展。此喻肝胆。

④甲己化土：甲，即甲木，代表胆；己，即己土，代表脾。甲木乘己土而发腹痛，以甘草之甘缓脾，以芍药之酸抑胆，使脾气安而腹痛止，此即甲己化土。

⑤胸：云林阁本作"肾"。

⑥六一散：见《伤寒直格》。药物组成：滑石、甘草。

⑦钱氏，即钱乙，宋代医学家，著有《小儿药证直诀》。导赤散的药物组成：生地、木通、甘草梢、淡竹叶。

『按语』

本段承上文进一步阐述了平胃散、黄芪建中汤、四物汤、四君子汤、五苓散五首方剂的灵活加减运用。可见东垣先生对脾胃病的治疗十分重视脾胃与其他脏腑的关系，尤其是脾胃与心、肝、肾的关系，而且也重视脾胃与气血的关系。

在本段中，甘草的应用上，前面说"腹满气不转者勿加"，后面说"腹中气不转者，更加甘草一半"，前后明显矛盾，疑有误。

『原文』

予平昔调理脾胃虚弱，于此五药中加减，如五脏证中互显一二证，各对证加药，无不验，然终不能使人完复，后或有因而再至者，亦由督、任、冲三脉为邪，皆胃气虚弱之所致也。法虽依证加减，执方料病，不依《素问》法度耳。是以检讨①《素问》《难经》及《黄帝针经》中说脾胃不足之源，乃阳气不足，阴气有余，当从六气不足，升降浮沉法，随证用药治之。盖脾胃不足，不同余脏，无定体故也。其治肝、心、肺、肾，有余不足，或补或泻，惟益脾胃之药为切。

『注释』

①检讨：探究。

『按语』

本段重申脾胃病的用药法则。脾胃虚弱，以五药加减治之，尽管无不效验，但是并不能使人完全恢复，其后可能因饮食失节、寒温不适、疲劳过度、情志所伤而复发，或因督、任、冲脉受邪而病，究其所因是没有按照《素问·藏气法时论》的治疗原则用药。脾胃虚弱者的治疗应当以培补脾胃为主，还要适应四时升、降、浮、沉的法则。

『原文』

经言：至而不至①，是为不及，所胜妄行，所生受病，所不胜乘之也。

至而不至者，谓从后来者为虚邪，心与小肠来乘脾胃也。脾胃脉中见浮大而弦，其病或烦躁闷乱，或四肢发热，或口苦舌干咽干。盖心主火，小肠主热，火热来乘土位，乃湿热相合，故烦躁闷乱也。四肢者，脾胃也，火乘之，故四肢发热也。饮食不节，劳役所伤，以致脾胃虚弱，乃血所生病，主口中津液不行，故口干咽干也。病人自以为渴，医者治以五苓散，谓止渴燥，而反加渴燥，乃重竭津液，以至危亡。经云：虚则补其母。当于心与小肠中以补脾胃之根蒂者。甘温之药为之主，以苦寒之药为之使，以酸味为之臣佐。以其心苦缓，急食酸以收之。心火旺则肺金受邪，金虚则以酸补之。次以甘温及甘寒之剂，于脾胃中泻心火之亢盛，是治其本也。

『注释』

①至而不至：《素问·六微旨大论》曰："至而不至，来气不及也。"王冰注："假令……乙丑岁气不足，于甲子岁当至之期，后时而至也。"此指时令已至而岁气未至，如春季当温不温，冬季当寒不寒。

『原文』

所胜妄行者，言心火旺能令母实。母者，肝木也。肝木旺，则挟火势，无所畏惧而妄行也，故脾胃先受之。或身体沉重，走注①疼痛，盖湿热相搏，而风热郁而不得伸，附著于有形也。或多怒者，风热下陷于地中②也。或目病而生内障者，脾裹血，胃主血，心主脉，脉者，血之府也。或云心主血，又云肝主血，肝之窍开于目也。或妄见妄闻，起妄心，夜梦亡人，四肢满闭，转筋，皆肝木太盛而为邪也。或生痿，或生痹，或生厥，或中风，或生恶疮，或作肾痿③，或为上热下寒，为邪不一，皆风热不得升长，而木火遏于有形中也。

『注释』

①注：通"疰"，流动、移动。

②地中：下焦。

③肾痿：即骨痿。症见腰脊酸软，不能伸举，下肢痿弱，不能行动，伴有面色暗黑，牙齿干枯。

『原文』

所生受病者，言肺受土火木之邪，而清肃之气伤。或胸满、少气、短气者，肺主诸气，五脏之气皆不足，而阳道①不行也。或咳嗽寒热者，湿热乘其内也。

所不胜乘之者，水乘木之妄行而反来侮土，故肾入心为汗，入肝为泣，入脾为涎，入肺为痰。为嗽、为涕、为嚏，为水出鼻也。一说，下元土盛克水，致督、任、冲三脉盛，火旺煎熬，令水沸腾，而乘脾肺，故痰涎唾出于口也。下行为阴汗②，为外肾③冷，为足不任身，为脚下隐痛。或水附木势而上为眼涩，为眵④，为冷泪，此皆由肺金之虚而寡于畏也。

『注释』

①阳道：阳，胃腑。道，规律，此处指特性。

②阴汗：指前阴、阴囊及其附近局部多汗。《医林绳墨·汗》曰："阴汗者，谓至阴之处，或两腿挟中，行走动劳，汗出腥秽。"

③外肾：指阴囊及睾丸。

④眵：俗称眼屎。眼中分泌出的黄色液体。

『按语』

上文阐述了人体的生命活动与自然界四时变化的关系，就是说人体的生理活动要适应自然界气候变化规律。倘若气候变化异常，时令已到而气候未到，则其所胜之气就会因缺乏制约而妄行，其所生之气因缺乏资助而困弱，其所不胜则更会加以侵迫。这就提示我们要注意观察四时时令的变化，如果弄错了时令或违反了时令与气候的相合关系，加之本身脾胃虚弱，就会导致脏腑功能异常，出现太过或不及。但是这种疾病现象并非固定不变，它受五行学说"生克制化"关系的影响。东垣先生又分别从至而不至、所胜妄行、所生受病、所不胜乘之四个方面，论述了五脏各自的生理特性和以脾胃为中心的五脏病理变化机制。

『原文』

夫脾胃不足，皆为血病，是阳气不足，阴气有余，故九窍不通。诸阳气根于阴血中，阴血受火邪则阴盛，阴盛则上乘阳分，而阳道不行，无生发升腾之气也。夫阳气走空窍者也，阴气附形质者也，如阴气附于土，阳气升于天，则各安其分也。

『按语』

本段论述了脾胃不足患病的特点、发病机制、临床表现。脾胃不足，则阴血受病，症见九窍不通，无生发升腾之气。人在正常生理状态下，脾胃受纳与运化功能旺盛，则清阳出于上窍。当脾胃不足，不能完成"出上焦之后，泌糟粕、蒸津液、化精微、上出于肺脉，乃化而为血"的作用，导致阴血化生不足，窍失所养，则不通利。由于阳气附于阴血中，阴火盛则煎灼阴血，阳气失去依附；阴火盛则更伤脾胃，脾精失布，四肢百骸失于濡养，故缺乏生发升腾的活力。

『原文』

今所立方中，有辛甘温药者，非独用也；复有甘苦大寒之剂，亦非独用也，以火、酒二制^①为之使，引苦甘寒药至顶，而复入于肾肝之下，此所谓升降浮沉之道，自耦而奇^②，奇而至耦者也。阳分奇，阴分耦。泻阴火以诸风药，升发阳气以滋肝胆之用，是令阳气生，上出于阴分，末用辛甘温药接其升药，使大发散于阳分，而令走九窍也。

『注释』

① 火、酒二制：指主方补脾胃泻阴火升阳汤中黄芩和黄连的炮制方法，酒制、炒。
② 耦：制方药味双数。奇：制方药味单数。

『按语』

本段阐述了东垣先生创制补脾胃泻阴火升阳汤的组方思想。方中用辛甘温药，如黄芪、人参、炙甘草、苍术、羌活、升麻、柴胡等，补益脾胃而升阳气；用苦甘寒药，如石膏、黄芩、黄连等，泻阴火，尤其是黄芩和黄连，炮制以酒炒，既可制其苦寒之性，又可以引药上行于脑，下行入肝肾；辛温升浮之品，使肝胆之气条达；甘温之品，使火发散于阳分。方中芪、参、苍、羌、升、柴辛甘升浮，石膏、芩、连甘苦沉降，体现了其升降浮沉的用药法则。

『原文』

经云：食入于胃，散精于肝，淫气于筋。食入于胃，浊气归心，淫精于脉，脉气流经，经气归于肺，肺朝百脉，输精于皮毛，毛脉合精，行气于腑。且饮食入胃，先行阳道，而阳气升浮也。浮者，阳气散满皮毛；升者，充塞头顶，则九窍通利也。若饮食不节，损其胃气，不能克化①，散于肝，归于心，溢于肺，食入则昏冒欲睡，得卧则食在一边，气暂得舒，是知升发之气不行者此也。经云：饮入于胃，游溢精气，上输于脾，脾气散精，上归于肺。病人饮入胃，遽觉至脐下，便欲小便，由精气不输于脾，不归于肺，则心火上攻，使口燥咽干，是阴气大盛，其理甚易知也。况脾胃病则当脐有动气，按之牢若痛，有是②者乃脾胃虚，无是则非也，亦可作明辨矣。

『注释』

①克化：消化。
②是：代词，指脾胃病脐有动气，按之坚硬而痛。

『按语』

本段再次强调脾胃在人体生命活动中的重要作用，同时指出脾胃病升发阳气的重要性。

『原文』

脾胃不足，是火不能生土，而反抗拒，此至而不至，是为不及也。
白术君　人参臣　甘草佐　芍药佐　黄连使　黄芪臣　桑白皮佐
诸风药皆是风能胜湿也，及诸甘温药亦可。

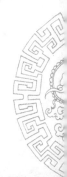

心火亢盛，乘于脾胃之位，亦至而不至，是为不及也。

黄连君　黄檗臣　生地黄臣　芍药佐　石膏佐　知母佐　黄芩佐　甘草使

『按语』

本段论"至而不至"的发病机制及治疗方法。"至而不至"，或是心火衰少，不能生脾土，或是心火亢盛，欺凌脾土，在长夏湿土当旺之时，气应至未至，导致脾胃受病。前者治宜补益脾胃、降火除湿；后者治宜清泻心胃、滋阴安脾。

『原文』

肝木妄行，胸胁痛，口苦舌干，往来寒热而呕，多怒，四肢满闭，淋溲便难，转筋，腹中急痛，此所不胜乘之也。

羌活佐　防风臣　升麻使　柴胡君　独活佐　芍药臣　甘草臣　白术佐　茯苓佐　猪苓　泽泻佐　肉桂臣　藁本　川芎　细辛　蔓荆子　白芷　石膏　黄檗佐　知母　滑石。

『按语』

本段论"所不胜乘之"的临床表现、治疗方法。按五行"生克制化"原理，"木克土"，肝木是脾土的"所不胜"，肝木妄行，横犯脾土，因此出现"所不胜乘之"的病理改变。治疗上采用了抑肝扶脾之法。

『原文』

肺金受邪，由脾胃虚弱，不能生肺，乃所生受病也。故咳嗽气短、气上，皮毛不能御寒，精神少而渴，情惨惨[1]而不乐，皆阳气不足，阴气有余，是体有余而用[2]不足也。

人参君　白术佐　白芍药佐　橘皮臣　青皮以破滞气　黄芪臣　桂枝佐　桔梗引用　桑白皮佐　甘草诸酸之药皆可　木香佐　槟榔、五味子佐，此三味除客热[3]

『注释』

①情：情志。惨惨：忧闷、忧郁。

②体：形体。用：功能。

③热：云林阁本作"气"。

『按语』

本段论"所生受病"的发病机制、临床表现、治疗方法。按五行"生克制化"原理，"土生金"，脾土为肺金之母，肺金为脾土之子，脾胃虚弱，不能充足运化水谷精微以供应，导致肺气虚而受病。症见咳嗽、气短、上气喘息、皮毛不耐风寒、精神不足、情志郁闷、口渴。治宜补中益气、宣降肺气。

『原文』

肾水反来侮土，所胜者妄行也。作涎及清涕，唾多，溺多而恶寒者是也。土火复之，及三脉①为邪，则足不任身，足下痛不能践地，骨乏无力，喜睡，两丸冷，腹阴阴②而痛，妄闻妄见，腰脊背胛皆痛。

干姜君　白术臣　苍术佐　附子佐,炮,少许　肉桂去皮,少许　川乌头臣　茯苓佐　泽泻使　猪苓佐

『注释』

①三脉：指任脉、督脉、冲脉。

②阴阴：犹隐隐。

『按语』

本段论"所胜妄行"的发病机制、临床表现、治疗方法。按五行"生克制化"原理，"土克水"，脾土是肾水的"所胜"，但是当脾土虚弱，不能有效制约肾水，反被肾水所侮，则出现"所胜妄行"的病理改变。治宜温阳利水。

以上四段从"至而不至、所不胜乘之、所生受病、所胜妄行"四个方面分别论述了其发病机制、临床表现及用药法则。

『原文』

夫饮食入胃，阳气上行，津液与气，入于心，贯于肺，充实皮毛，散于百脉。脾禀气于胃，而浇灌四旁，荣养气血者也。今饮食损胃，劳倦伤脾，脾胃虚则火

邪乘之，而生大热，当先于心分补脾之源，盖土生于火，兼于脾胃中泻火之亢甚，是先治其标，后治其本也。且湿热相合，阳气日以虚，阳气虚则不能上升，而脾胃之气下流，并于肾肝，是有秋冬而无春夏。春主升，夏主浮，在人则肝心应之。弱则阴气盛，故阳气不能经营[1]。经云：阳本根于阴，惟泻阴中之火，味薄风药，升发以伸阳气，则阴气不病，阳气生矣。传[2]云：履端于始，序则不愆[3]，正谓此也。

『注释』

[1] 经营：经脉运行。
[2] 传：《左传》。
[3] 履端于始，序则不愆：意思是春是一年的开始，如果从春季开始一切都有序，一年的生长收藏就会顺畅，不会出错。

『按语』

本段阐述三个方面内容：一是强调脾胃在饮食水谷、化生精微、营养全身中的重要作用；二是指出因饮食损胃、劳倦伤脾，出现脾胃虚弱、阴火偏盛而生大热的治疗原则；三是泻阴火、升阳气的重要意义。

『原文』

《四气调神大论》云：天明则日月不明，邪害空窍[1]，阳气者闭塞，地气者冒明，云雾不精，则上应白露不下，在人则缘胃虚，以火乘之。脾为劳倦所伤，劳则气耗，而心火炽动，血脉沸腾，则血病，而阳气不治，阴火乃独炎上，而走于空窍，以至燎于周身，反用热药以燥脾胃，则谬之谬也。

『注释』

[1] 空窍：空，颜师古注："空，孔也。"空窍，泛指体表的孔窍，包括九窍、汗窍、津窍、精窍。

『按语』

本段论脾胃在人体生命活动中的重要性，以及因饮食劳倦损伤脾胃而阴火偏盛的用药禁忌。

『原文』

胃乃脾之刚，脾乃胃之柔，表里之谓也。饮食不节，则胃先病，脾无所禀而后病；劳倦则脾先病，不能为胃行气而后病。其所生病之先后虽异，所受邪则一也。胃为十二经之海，十二经皆禀血气，资养于身，脾受胃之禀，行其气血也。脾胃既虚，十二经之邪，不一而出。假令不能食而肌肉削，乃本①病也。其右关脉缓而弱，本脉也。而本部本证脉中兼见弦脉，或见四肢满闭②，淋溲便难，转筋一二证，此肝之脾胃病也。当于本经药中，加风药以泻之。本部本证脉中兼见洪大，或见肌热，烦热，面赤而不能食，肌肉消③一二证，此心之脾胃病也。当于本经药中，加泻心火之药。本部本证脉中兼见浮涩，或见气短、气上，喘咳、痰盛，皮涩一二证，此肺之脾胃病也。当于本经药中，兼泻肺之体，及补气之药。本部本证脉中兼见沉细，或见善恐欠之证，此肾之脾胃病也，当于本经药中，加泻肾水之浮，及泻阴火伏炽之药。

『注释』

①本：脾胃。
②满闭：酸胀不舒。
③消：减削。

『按语』

本段阐述了饮食不节，胃病及脾，或劳倦过度，脾病及胃，导致脾胃虚弱的主证、主脉，以及肝之脾胃病、心之脾胃病、肺之脾胃病、肾之脾胃病的鉴别诊断和治法。脾胃虚弱之主证：不能食而肌肉削，右关脉缓而弱。若兼见四肢满闭、淋溲便难、转筋、脉弦，此为肝之脾胃病；若兼洪大、肌热、烦热、面赤而不能食、肌肉消，此为心之脾胃病；若兼见脉浮涩、气短、气上、喘咳、痰盛、皮涩，此为肺之脾胃病；若兼见脉沉细、恐欠，此为肾之脾胃病。

『原文』

经云：病有逆从，治有反正，除四反治法，不须论之。其下云：惟有阳明、厥阴，不从标本，从乎中。其注者，以阳明在上，中见太阴，厥阴在上，中见少阳为说，予独谓不然，此中，非中外之中也，亦非中上之中也，乃不定之辞，盖欲人临病消息①，酌中用药耳。以手足阳明、厥阴者，中气也，在卯酉之分，天地之门户也。春分、秋分，以分阴、分阳也，中有水火之异者也。况手厥阴为十二经之领袖，主生化之源；足阳明为十二经之海，主经营之气，诸经皆禀之。言阳明、厥阴与何经相并而为病，酌中以用药，如权之在衡，在两，则有在两之中；在斤，则有在斤之中也。所以言此者，发明脾胃之病，不可一例而推之，不可一途而取之，欲人知百病皆由脾胃衰而生也，毫厘之失，则灾害立生。假如时在长夏，于长夏之令中立方，谓正当主气②衰而客气③旺之时也，后之处方者，当从此法，加时令药，名曰补脾胃泻阴火升阳汤。

『注释』

①消息：变化。
②主气："主时之气，谓之主气"，指五脏应春夏秋冬四时的节气。如肝应春、心应夏、脾应长夏、肺应秋、肾应冬。
③客气："加临之气，谓之客气"，即风、寒、暑、湿、燥、火六气更临的非时之气。

『按语』

本段通过论述阳明经、厥阴经的重要生理作用和二经与何经相并为病都应仔细斟酌方药，阐明脾胃病并非一成不变，治疗用药也应灵活权变。告诫医生在诊断和治疗疾病的时候，首先要辨识清楚，才能治疗得当，否则任何一点过错，都会给患者造成伤害。而且，用药时还应当考虑时令，如果病发于长夏，制方时要看是否存在主气衰弱而客气旺盛，若然则应在方剂中适量加入补益脾土泻阴火的时令药。

『原文』

补脾胃泻阴火升阳汤

柴胡一两五钱　甘草炙　黄芪臣　苍术泔浸，去黑皮，切作片子，日曝干，剉碎炒　羌活已上各一两　升麻八钱　人参臣　黄芩已上各七钱　黄连去须，酒制，五钱，炒，为臣为佐　石膏少许，长夏微用，过时去之，从权上件咬咀^①，每服三钱，水二盏，煎至一盏，去相^②，大温服，早饭后、午饭前，间日服。服药之时，宜减食，宜美食。服药讫，忌语话一二时辰许，及酒、湿面、大料物^③之类，恐大湿热之物，复助火邪而愈损元气也。亦忌冷水及寒凉淡渗之物及诸果，恐阳气不能生旺也。宜温食及薄滋味，以助阳气。大抵此法此药，欲令阳气升浮耳，若渗泄淡味，皆为滋阴之味，为大禁也。虽然，亦有从权^④而用之者。如见肾火旺及督、任、冲三脉盛，则用黄檗、知母，酒洗讫，火炒制加之，若分两则临病斟酌，不可久服，恐助阴气而为害也。小便涩或赤，当利之，大便涩，当行之，此亦从权也，得利则勿再服。此虽立食禁法，若可食之物，一切禁之，则胃气失所养也，亦当从权而食之，以滋胃也。

『注释』

①咬咀：原指以口将药物咬碎，如豆粒大，以便煎服。后来将中药切细、捣碎、锉末，如同经过咀嚼，谓之咬咀。
②相（zhā 扎）：渣滓。通"渣"。
③大料物：调味香料，如八角茴香、花椒。
④从权：随病情所需酌情用药。

『按语』

上文论述了补脾胃泻阴火升阳汤的药物组成、制法、服法、使用宜忌。本方的作用如方名所言：补脾胃、泻阴火、升阳气。方中人参、黄芪、炙甘草、苍术，补脾胃；石膏、黄芩、黄连，泻阴火；柴胡、升麻、羌活升阳气。

"脾胃胜衰论"所论内容包括两大方面：一是反复重申脾胃在人体生命活动中的重要作用，告诫人们要重视脾胃的养护；二是论述了脾胃病的成因、病理变化、主要证候表现、治疗方法，并根据五行"生克制化"原理，阐述了脾胃与心、肝、肺、肾在生理上的相互联系，在病理上的相互影响，如在正常生理状态下，"火生土"，若心火亢盛反伤脾土或心火衰少不生脾土，就会产生心之脾胃病。总之，东垣先生认为，脾胃虚弱是发病的根本，即"百病皆由脾胃衰而生也"。导致脾胃虚弱的主要原因是饮食不节、劳倦过度、七情所伤。脾胃虚弱的治疗原则是补脾胃、泻阴火、升阳气，代表方剂是补脾胃泻阴火升阳汤。

肺之脾胃虚论

『原文』

脾胃之虚，怠惰嗜卧，四肢不收，时值秋燥令行，湿热少退，体重节[1]痛，口苦舌干，食无味，大便不调，小便频数，不嗜食，食不消。兼见肺病，洒淅[2]恶寒，惨惨不乐，面色恶而不和，乃阳气不升故也。当升阳益胃，名之曰升阳益胃汤。

『注释』

①节：骨节。
②洒淅：寒战貌。

『按语』

本段论述了肺之脾胃虚的发病机制、临床表现、治疗原则、所用方剂名称。病者脾胃虚弱，夏季和长夏湿热余邪因脾胃虚弱而滞留，故身体沉重、关节疼痛、食无味、大便不调、小便频数、不嗜食、食不消；脾胃虚弱，脾土不生肺金，且脾胃为湿热所困，不能顾护肺气，虽时值秋季，肺气当旺不旺，阳气不伸，卫外不固，而发生肺之脾胃虚。治宜升阳益胃，方剂升阳益胃汤。

『原文』

升阳益胃汤

黄芪二两　半夏汤[1]洗，此一味脉涩者宜用　人参去芦　甘草炙，已上各一两　防风以其秋旺，故以辛温泻之　白芍药　羌活　独活已上各五钱　橘皮不去穰，四钱　茯苓小便利不渴者勿用　泽泻不淋勿用　柴胡　白术已上各三钱　黄连二钱

何故秋旺用人参、白术、芍药之类反补肺，为脾胃虚则肺最受病，故因时而补，易为力也。

上㕮咀，每服三钱，生姜五片，枣二枚，去核，水三盏，同煎至一盏，去相，温服，早饭、午饭之间服之。禁忌如前。其药渐加至五钱止。服药后，如小便罢而病加增剧，是不宜利小便，当少去茯苓、泽泻。

若喜食，初一二日不可饱食，恐胃再伤，以药力尚少，胃气不得转运升发也。

须薄滋味之食，或美食，助其药力，益升浮之气，而滋其胃气也；慎不可淡食，以损药力，而助邪气之降沉也。可以小役形体，使胃与药得转运升发，慎勿大劳役，使复伤。若脾胃得安静尤佳。若胃气少觉强壮，少食果，以助谷药之力。经云：五谷②为养，五果③为助者也。

『注释』

①汤：热水。
②五谷：《素问·藏气法时论》指粳米、大豆、小豆、麦、黄黍。
③五果：《素问·藏气法时论》指枣、李、杏、栗、桃五种果实。

『按语』

上文阐述了升阳益胃汤的药物组成、制法、服法、使用宜忌、加减应用。本方主要作用在于升阳气、补脾肺。方中柴胡、防风、独活、羌活，升阳除湿；白术、半夏、茯苓、橘皮益胃化湿；黄芪、人参、炙甘草，补脾肺之气，黄连清余热、泻阴火；泽泻渗湿泄热；芍药和营敛阴。作者在文中阐明了为什么在秋季补肺，因为"土生金"，脾胃虚弱，不能充分化生精微营养肺金，则肺受病。在秋季肺气当旺而不旺时，补益肺气，更容易取得效果。

本段东垣先生主要论述了脾与肺在生理上的关系和病理上的影响，特别强调"脾胃虚则肺最受病"。若秋季，脾胃虚弱，阳气下降，阴火犯肺，"所生"受病，治宜升阳气、补脾肺，方剂升阳益胃汤。

君臣佐使法

『原文』

《至真要大论》云：有毒无毒，所治为主。主病者为君，佐君者为臣，应臣者为使。一法，力大者为君。

『按语』

本段论方剂的组方原则。东垣先生认为，君药：一说指在方中起主要治疗疾病作用的药物，另一说指药量大、药力大的药物；臣药：辅助君药加强治疗作用的药物；使药：适应臣药需要的药物。

『原文』

凡药之所用，皆以气味为主，补泻在味，随时换气。气薄者为阳中之阴，气厚者为阳中之阳；味薄者为阴中之阳，味厚者为阴中之阴。辛、甘、淡中热者，为阳中之阳；辛、甘、淡中寒者，为阳中之阴；酸、苦、咸之寒者，为阴中之阴；酸、苦、咸之热者，为阴中之阳。夫辛、甘、淡、酸、苦、咸，乃味之阴阳，又为地之阴阳也；温、凉、寒、热，乃气之阴阳，又为天之阴阳也。气味生成，而阴阳造化之机存焉。一物之内，气味兼有，一药之中，理性具焉，主对治疗，由是而出。

『按语』

本段论述了药物气味的阴阳属性及功用，强调药物的功用是药物气与味协调作用的结果。

药之味：辛、甘、淡，属阳；酸、苦、咸，属阴；辛、甘、淡味药气偏热者，属阳中之阳药；辛、甘、淡味药气偏凉者，属阳中之阴药；酸、苦、咸味药中气偏热者，属阴中之阳药；酸、苦、咸味药中气偏寒者，属阴中之阴药。药之气：寒、凉，属阴；热、温，属阳。气与味分阴阳：气属阳，味属阴（《类经》云：气无形而升，故为阳；味有质而降，故为阴）。气薄者属阳中之阳；气厚者属阳中之阴；味薄者属阴中之阳；味厚者属阴中之阴。

『原文』

假令治表实，麻黄、葛根；表虚，桂枝、黄芪。里实，枳实、大黄；里虚，人参、芍药。热者，黄芩、黄连；寒者，干姜、附子之类为君。

君药分两[①]最多，臣药次之，使药又次之，不可令臣过于君，君臣有序，相与宣摄，则可以御邪除病矣。如《伤寒论》云：阳脉涩，阴脉弦，法当腹中急痛。以芍药之酸，于土中泻木为君；饴糖、炙甘草，甘温补脾养胃为臣。水挟木势亦来侮土，故脉弦而腹痛，肉桂大辛热，佐芍药以退寒水。姜、枣甘辛温，发散阳气，行于经脉皮毛为使。建中[②]之名，于此见焉。有缓、急、收、散、升、降、浮、沉、涩、滑之类非一[③]，从权立法于后。

『注释』

①分两：谓分量。
②建中：指《伤寒论》所载小建中汤。
③非一：并不是一成不变。

『按语』

上文论方剂的组方法则，又引证张仲景小建中汤的方剂组成、主治病证、方解。

『原文』

如皮毛肌肉之不伸，无大热，不能食而渴者，加葛根五钱；燥热及胃气上冲，为冲脉所逆，或作逆气而里急者，加炒黄檗、知母；觉胸中热而不渴，加炒黄芩；如胸中结滞气涩，或有热病者，亦各加之。如食少而小便少者，津液不足也，勿利之，益气补胃自行矣。

如气弱气短者，加人参，只升阳之剂助阳，尤胜加人参。恶热发热而燥渴，脉洪大，白虎汤①主之；或喘者，加人参；如渴不止，寒水石、石膏各等分，少少与之，即钱氏方中甘露散②，主身大热而小便数，或上饮下溲，此燥热也；气燥，加白葵花；血燥，加赤葵花。

如脉弦，只加风药，不可用五苓散；如小便行病增者，此内燥津液不能停，当致津液，加炒黄檗、赤葵花。

如心下痞闷者，加黄连一、黄芩三，减诸甘药③。不能食，心下软而痞者，甘草泻心汤④则愈。痞有九种⑤，治有仲景汤五方泻心汤⑥。

如喘满者，加炙厚朴。小便不利者加之，小便利为禁药也。

如胃虚弱而痞者，加甘草。

如喘而小便不利者，加苦葶苈。

如气短气弱而腹微满者，不去人参，去甘草，加厚朴，然不若苦味泄之，而不令大便行。

如腹微满而气不转，加之中满者，去甘草，倍黄连，加黄檗，更加三味，五苓散少许。此病虽宜升宜汗，如汗多亡阳，加黄芪。

四肢烦热、肌热，与羌活、柴胡、升麻、葛根、甘草则愈。

如鼻流清涕，恶风，或项、背、脊、膂⑦强痛，羌活、防风、甘草等分，黄芪加倍，临卧服之。

如有大热，脉洪大，加苦寒剂而热不退者，加石膏。如脾胃中热，加炒黄连、甘草。

凡治此病脉数者，当用黄蘖，或少加黄连，以柴胡、苍术、黄芪、甘草，更加升麻，得汗出则脉必下，乃火郁则发之也。

如证退而脉数不退，不洪大而疾有力者，多减苦药，加石膏。如大便软或泄者，加桔梗，食后服之。此药若误用，则其害非细，用者当斟酌，旋旋⑧加之。如食少者，不可用石膏。石膏善能去脉数疾，病退脉数不退者，不可治也。如不大渴，亦不可用。如脉弦而数者，此阴气也，风药升阳以发火郁，则脉数峻退矣。已上五法，加减未尽，特以明大概耳。

『注释』

①白虎汤：出自《伤寒论》。药物组成：石膏、知母、粳米、甘草。

②甘露散：即钱乙《小儿药证直诀》中的"玉露散"。药物组成：寒水石、石膏、甘草。

③甘药：指小建中汤中的炙甘草、大枣、饴糖。

④甘草泻心汤：出自《伤寒论》。药物组成：炙甘草、半夏、黄芩、黄连、大枣、干姜。

⑤痞有九种：指《伤寒论》中九种痞证，即大黄黄连泻心汤证、附子泻心汤证、半夏泻心汤证、生姜泻心汤证、甘草泻心汤证、五苓散证、赤石脂禹余粮汤证、旋覆代赭汤证、黄连汤证。

⑥五方泻心汤：出自《伤寒论》，指大黄黄连泻心汤、附子泻心汤、半夏泻心汤、生姜泻心汤、甘草泻心汤。

⑦膋：脊骨。

⑧旋旋：逐渐、陆续。

『按语』

上文论述小建中汤临床应用的五个方面加减法，即论中所说的"五法"。此五法中，其一，论述燥热阴火而出现肌肤酸楚、不能食而渴，或嗳气、里急，或胸中热而不渴，或痞闷，或身热口苦，或饮食减少、小便短涩等症的用药加减法；其二，论述气虚燥热而出现气弱、气短，或脉弦，或小便通利而病反增的用药加减法，以及小建中汤与白虎汤、白虎加人参汤、甘露散、五苓散等方在主治病证上的区别；其三，论述脾虚而出现痞满或兼喘证的用药加减法；其四，论述脾虚外感而出现鼻流清涕、恶风或项背脊强痛的用药加减法；其五，论述火郁于内而出现身热、脉数的用药加减法。以上诸证尽管临床表现各异，但都责之于脾胃不足、纳运失职、燥热阴火内生，故以小建中汤补虚和中为主方加减应用。

本段东垣先生主要论述了方剂的组方原则，以及"升降浮沉"用药法，并以小建中汤为例，阐释方剂组成原则的严谨，又以小建中汤在临床应用中的加减"五法"，说明尽管制方需要遵循原则，但是又有其灵活性，它与患者病情的变化、体质的强弱、年龄大小、四时气候、地域等诸多因素相关，只有掌握这些方面，并在具体运用中统一起来，所制之方才能取得最佳疗效。

分经随病制方

『原文』

《脉经》云：风寒汗出，肩背痛，中风，小便数而欠者[1]，风热乘其肺，使肺气郁甚也，当泻风热，以通气防风汤[2]主之。

通气防风汤

柴胡　升麻　黄芪已上各一钱　羌活　防风　橘皮　人参　甘草已上各五分　藁本三分　青皮

白豆蔻仁　黄蘗已上各二分

上㕮咀，都[3]作一服，水二大盏，煎至一盏，去相，温服，食后。气盛者宜服；面白脱色，气短者，勿服。

如小便遗失[4]者，肺气虚也，宜安卧养气，禁劳役，以黄芪、人参之类补之。不愈，当责有热，加黄蘗、生地黄。

如肩背痛，不可回顾，此手太阳气郁而不行，以风药散之。

『注释』

①《脉经》……欠者：《脉经》原作"气盛有余，则肩背痛风，汗出，小便数而欠；气虚，则肩背痛寒，少气不足以息，溺色变，卒遗失无度"。见《脉经·肺手太阴经病证第七》。

②通气防风汤：东垣先生创制，首见于《内外伤辨惑论》。

③都：表示总括，所总括的成分在前。

④遗失：因失禁而排泄。

『按语』

上文论述了通气防风汤的药物组成、制法、服法、主治病证、使用禁忌、临床加减应用。文中"小便遗失"，是由于肺气虚弱，肾气不固，膀胱失约，故以人参、黄芪补之；若用人参、黄芪，尿失禁不愈，则属肾与膀胱有热，热迫所致，故以黄柏、生地黄，泻热清火。"肩背痛，不可回顾"，是由于手太阳小肠经脉，起于小指外侧端，沿手背、上肢外侧后缘，过肘部，到肩关节后面，绕肩胛部，交肩上，前行入缺盆，络心；缺盆部支脉，沿着颈部，上达面颊，至目外眦，故如此。

『原文』

如脊痛项强，腰似折，项似拔，上冲头痛者，乃足太阳经之不行也，以羌活胜湿汤①主之。

羌活胜湿汤

羌活　独活已上各一钱　甘草炙　藁本　防风已上各五分　蔓荆子三分　川芎二分

上件㕮咀，都作一服，水二盏，煎至一盏，去楂，温服，食后。

如身重，腰沉沉然，乃经中有湿热也，更加黄蘗一钱，附子半钱，苍术二钱。

如腿脚沉重无力者，加酒洗汉防己半钱，轻则附子，重则乌头少许，以为引用而行经也。

如卧而多惊，小便淋溲者，邪在少阳、厥阴，亦用太阳经药，更加柴胡半钱。如淋，加泽泻半钱。此下焦风寒，二经合病也。经云，肾肝之病同一治，为俱在下焦，非风药行经不可也。

如大便后有白脓，或只便白脓者，因劳役气虚，伤大肠也，以黄芪人参汤②补之；如里急频见者，血虚也，更加当归。

如肺胀，膨膨③而喘咳，胸高气满，壅盛而上奔者，多加五味子，人参次之，麦门冬又次之，黄连少许。

如甚则交两手而瞀④者，真气大虚也。若气短，加黄芪、五味子、人参；气盛，加五味子、人参、黄芩、荆芥穗；冬月，去荆芥穗，加草豆蔻仁。

如嗌痛颔⑤肿，脉洪大，面赤者，加黄芩、桔梗、甘草各五分。

如耳鸣，目黄，颊颔肿，颈、肩、臑⑥、肘、臂外后廉痛，面赤，脉洪大者，以羌活、防风、甘草、藁本，通其经血；加黄芩、黄连消其肿；以人参、黄芪益其元气，而泻其火邪。如脉紧者，寒也，或面白善嚏，或面色恶，皆寒也，亦加羌活等四味。当泻足太阳，不用连、芩，少加附子以通其脉；面色恶，多悲恐者，更加桂、附。

如便白脓，少有滑，频见污衣者，气脱，加附子皮，甚则加米壳。

如气涩者，只以甘药补气，当安卧不语，以养其气。

『注释』

①羌活胜湿汤：东垣先生创制，首见于《内外伤辨惑论》。

②黄芪人参汤：东垣先生创制，见《脾胃论·卷中·脾胃虚弱随时为病随病制方》。

③膨膨：气满鼓胀貌。

④瞥：眼花目眩。

⑤颔（hàn 旱）：俗称下巴。

⑥臑：《医宗金鉴·刺灸心法要诀·周身各位骨度》"臑"注："臑者，肩髃下内侧对腋处，高起软白肉也。"

『按语』

上文论述了羌活胜湿汤的药物组成、制法、服用方法、主治病证、临床加减应用。文中"脊痛项强，腰似折，项似拔，上冲头痛"，是由于足太阳膀胱经气郁阻。足太阳膀胱经，起于目内眦，上额，交汇于巅顶；直行者，从头顶入里联络于脑，回出分别下行到项后，沿着肩胛内侧，挟脊柱，到达腰部，进脊柱两旁的肌肉，入体腔，络肾，属膀胱，今风湿之邪阻于足太阳膀胱经，故出现上症。

本段东垣先生以通气防风汤和羌活胜湿汤两方的组成、主治、临床加减应用为例，说明制方在"君臣佐使法"这一总制方原则的指导下，要根据疾病所在脏腑，分经随病灵活变通，不宜固执古方，一成不变。

用药宜禁论

『原文』

凡治病服药，必知时禁、经禁、病禁、药禁。夫时禁者，必本四时升降之理，汗、下、吐、利之宜。大法春宜吐，象万物之发生，耕耨科斫①，使阳气之郁者易达也。夏宜汗，象万物之浮而有余也。秋宜下，象万物之收成，推陈致新，而使阳气易收也。冬周密②，象万物之闭藏，使阳气不动也。夫四时阴阳者，与万物浮沉于生长之门，逆其根，伐其本，坏其真矣。又云：用温远温，用热远热，用凉远凉，用寒远寒，无翼③其胜也。故冬不用白虎，夏不用青龙，春夏不服桂枝④，秋冬不服麻黄⑤，不失气宜⑥。如春夏而下，秋冬而汗，是失天信⑦，伐天和⑧也。有病则从权，过则更之。

『注释』

①耕耨科斫：耕，翻土犁田；耨，用耨除草；科，修剪枝蔓，芟除芜秽；斫（zhuó），用刀斧等砍或削。

②周密：周，即"固"。"固"，闭也。周密，指固藏细密。

③翼：辅佐、帮助。

④桂枝：指桂枝汤。出自《伤寒论》。

⑤麻黄：指麻黄汤。出自《伤寒论》。

⑥气宜：指人与自然界四时气候变化相适应。

⑦失天信：失，违背；天信，自然规律。

⑧伐天和：伐，攻伐；天和，人体之元气。

『按语』

本段主要论述时禁的用药规律。时禁，指受春、夏、秋、冬四时升降浮沉规律制约而在治疗用药方面的时令季节禁忌。东垣先生认为，时禁大法是：春宜用吐法，夏宜用汗法，秋宜用下法，冬宜用温养法；春、夏不服桂枝汤，夏不服大青龙汤、小青龙汤，秋、冬不服麻黄汤，冬不服白虎汤。东垣先生还指出，在遵循法则的同时要根据临床实际情况权变用药，倘若夏季患寒疾，仍宜以温药治之。

『原文』

经禁者，足太阳膀胱经为诸阳之首，行于背，表之表，风寒所伤则宜汗，传入本①则宜利小便；若下之太早，必变证百出，此一禁也。足阳明胃经，行身之前，主腹满胀，大便难，宜下之，盖阳明化燥火，津液不能停，禁发汗、利小便，为重损津液，此二禁也。足少阳胆经，行身之侧，在太阳、阳明之间，病则往来寒热②，口苦，胸胁痛，祇宜和解。且胆者，无出无入，又主发生之气，下则犯太阳，汗则犯阳明，利小便则使生发之气反陷入阴中，此三禁也。三阴非胃实不当下，为三阴无传，本须胃实得下也。分经用药，有所据焉。

『注释』

①本：太阳本腑膀胱，此处指太阳蓄水证。
②往来寒热：《类证活人书》载"往来寒热者，阴阳相胜也。阳不足则先寒后热，阴不足则先热后寒"。

『按语』

本段主要论述经禁的用药规律。经禁，指根据六经的生理、病理特点所规定的治疗用药禁忌。东垣先生认为，经禁法则：一禁，太阳病下之过早；二禁，阳明病发汗、利小便；三禁，少阳病汗、下、利小便；三阴非胃实，不当下。

『原文』

病禁者，如阳气不足，阴气有余之病，则凡饮食及药，忌助阴泻阳。诸淡食及淡味之药，泻升发以助收敛也；诸苦药皆沉，泻阳气之散浮；诸姜、附、官桂辛热之药，及湿面、酒、大料物之类，助火而泻元气；生冷、硬物损阳气，皆所当禁也。如阴火欲衰而退，以三焦元气未盛，必口淡淡，如咸物亦所当禁。

『按语』

本段主要论述病禁的饮食与用药规律。病禁，指由病情所决定的治疗用药禁忌。东垣先生认为，阴盛阳虚患者要禁食助阴损阳的食物和药物。

『原文』

药禁者，如胃气不行，内亡津液而干涸，求汤饮以自救，非渴也，乃口干也，非温胜也，乃血病也。当以辛酸益之，而淡渗五苓之类，则所当禁也。汗多禁利小便，小便多禁发汗。咽痛禁发汗利小便。若大便快利，不得更利。大便秘涩，以当归、桃仁、麻子仁、郁李仁、皂角仁，和血润肠，如燥药则所当禁者。吐多不得复吐；如吐而大便虚软者，此上气①壅滞，以姜、橘之属宣之；吐而大便不通，则利大便，上药则所当禁也。诸病恶疮，及小儿痘后，大便实者，亦当下之，而姜、橘之类，则所当禁也。又如脉弦而服平胃散，脉缓而服黄芪建中汤，乃实实虚虚，皆所当禁也。

人禀天之湿化而生胃也，胃之与湿，其名虽二，其实一也。湿能滋养于胃，胃湿有余，亦当泻湿之太过也。胃之不足，惟湿物能滋养。仲景云：胃胜思汤饼②，而胃虚食汤饼者，往往增剧，湿能助火，火旺郁而不通，主大热。初病火旺，不可食以助火也。察其时，辨其经，审其病，而后用药，四者不失其宜，则善矣。

『注释』

①上气：上焦之气。此处指肺气。

②汤饼：水煮的面食。宋·黄朝英《靖康缃素杂记·汤饼》曰："余谓凡以面为食具者，皆谓之饼，故火烧而食者呼为烧饼，水瀹而食者呼为汤饼，笼蒸而食者呼为蒸饼。"

『按语』

本段主要论述药禁的用药规律。药禁，指由于某些方药对人体脏腑气血功能有害，而被禁用于某些疾病。如东垣先生认为：胃燥口干辛酸益之，淡渗药禁用；出汗多，利尿药禁用；小便多发汗药禁用；咽喉痛发汗、利小便药禁用；大便秘结宜和血润肠，燥药禁用等。

综观本论，东垣先生主要阐述了治病服药之"四禁"，即时禁、经禁、病禁、药禁。主张在临床应用时，既要遵循用药法则，又要灵活权变。该论虽然是从"禁"的角度论述用药规律，实际上"宜"也在其中。

仲景引《内经》所说脾胃

『原文』

著论处方已详矣,然恐或者不知其源,而无所考据,复以《黄帝内经》,仲景所说脾胃者列于下。

《太阴阳明论》云:太阴阳明为表里,脾胃脉也,生病而异者何也?岐伯曰:阴阳异位①,更虚更实,更逆更从②,或从内,或从外,所从不同,故病异名也。帝曰:愿闻其异状也?岐伯曰:阳者,天气也,主外;阴者,地气也,主内。故阳道实,阴道虚。故犯贼风虚邪③者,阳受之,食饮④不节,起居不时者,阴受之。阳受之则入六腑,阴受之则入五脏。入六腑,则身热不得卧,上为喘呼;入五脏,则䐜满⑤闭塞,下为飧泄,久为肠澼。故喉主天气,咽主地气⑥。故阳受风气,阴受湿气。阴气从足上行至头,而下行循臂至指端;阳气从手上行至头,而下行至足。故曰:阳病者,上行极而下;阴病者,下行极而上⑦。故伤于风者,上先受之;伤于湿者,下先受之。

帝曰:脾病而四肢不用,何也?岐伯曰:四肢皆禀气于胃,而不得至经,必因于脾,乃得禀也。今脾病不能为胃行其津液,四肢不得禀水谷,气日以衰,脉道不利,筋骨肌肉,皆无气以生,故不用焉。

帝曰:脾不主时何也?岐伯曰:脾者,土也,治中央⑧,常以四时长四脏,各十八日寄治⑨,不得独主于时也。脾脏者,常著胃土之精也。土者,生万物而法天地,故上下至头足,不得主时也。

『注释』

①阴阳异位:阴,指太阴脾。阳,指足阳明胃。异位,有两个方面含义:一指经脉循行有上行与下行之异;二指脏腑阴阳所主不同。

②更虚更实:《黄帝内经太素》曰:"春夏阳明为实,太阴为虚;秋冬太阴为实,阳明为虚,即更虚实也。"更逆更从:《黄帝内经太素》曰:"春夏太阴为逆,阳明为顺;秋冬阳明为逆,太阴为顺也。"

③虚邪:张璐说:"贼风不言实邪,而言虚邪者,以邪之所凑,其气必虚也。设阳气充盛,虽有贼邪,莫能为害。"

④食饮:姜国伊说:"食饮指炎暑饮冷及饮酒过度等也。"

⑤䐜(chēn)满:䐜,《广韵·十一真》曰:"䐜,肉胀起也。"䐜满,指胸膈胀满。

⑥喉主天气，咽主地气：王肯堂说："喉所以候气，咽所以咽物。盖肺主气，天也；脾主食，地也。"

⑦上行极而下……下行极而上：张志聪说："此言邪随气转，人之阴阳出入，随之升降。是以阳病在上者，久而随气下行；阴病在下者，久而随气上逆。"

⑧治中央：王冰说："治，主也。"中央，指脾胃。

⑨各十八日寄治：寄治，暂时治理。此处指春、夏、秋、冬四季末，各有十八日归脾治。

『原文』

《阴阳应象论》曰：人有五脏，化五气，以生喜、怒、悲、忧、恐。故喜怒伤气，寒暑伤形①，暴②怒伤阴，暴喜伤阳。厥气上行，满脉去形③。喜怒不节，寒暑过度，生乃不固。

『注释』

①喜怒伤气，寒暑伤形：楼英《医学纲目·阴阳脏腑部》曰："喜怒之伤人，从内出而先发于气，故曰喜怒伤气。寒暑之伤人，从外入而先著于形，故曰寒暑伤形。"

②暴：柯逢时认为"暴"作"大"解。

③厥气上行，满脉去形：王冰注曰："厥气，逆气也。逆气上行，满于经络，则神气浮越去离形骸矣。"

『原文』

《玉机真藏论》曰：脾太过，则令人四肢不举；其不及，则令人九窍不通，名曰重强①。又《通评虚实论》曰：头痛耳鸣，九窍不利，肠胃之所生也。

《调经论》曰：形有余，则腹胀，泾溲②不利；不足，则四肢不用。

『注释』

①重强：指身体沉重而拘强。《黄帝内经太素·卷十四》曰："脾虚受病，不能行气于九窍，故不通也。不行气于身，故身重而强也。"

②泾溲：大小便。

『原文』

又《气交变论》曰：岁土太过，雨湿流行，肾水受邪，民病腹痛，清厥^①意不乐，体重烦冤；甚则肌肉萎，足萎不收，行善瘛^②，脚下痛，饮发^③，中满食减，四肢不举。又云：岁土不及，风乃大行，霍乱，体重腹痛，筋骨繇复^④，肌肉瞤酸，善怒。又云：咸病寒中，复则收政^⑤严峻，胸胁暴痛，下引少腹，善太息，虫食甘黄，气客于脾，民食少失味。又云：土不及，四维^⑥有埃云润泽之化，则春有鸣条鼓拆^⑦之政，四维发振拉飘腾之变，则秋有肃杀霖霪^⑧之复。其眚^⑨四维，其脏脾，其病内舍心腹，外在肌肉四肢。

《五常政大论》：土平曰备化^⑩，不及曰卑监^⑪。又云：其动疡涌分溃痈肿，其发濡滞，其病留满否塞，从木化也。其病飧泄。又云：土太过曰敦阜^⑫，其味甘咸酸，其象长夏，其经足太阴阳明。又曰：其病腹满，四肢不举，邪伤脾也。

『注释』

①清厥：手足逆冷。

②瘛（chì）：痉挛。

③饮发：脾土不能运化水气，则为水饮发病。

④繇复：吴崑注："繇复，动摇反复也。"新校正："按《至真要大论》云：'筋骨繇并。'疑此'复'字，'并'字之误也。"

⑤收政：秋收节令。

⑥四维：指辰、戌、丑、未月（三月、九月、十二月、六月），也指东南、东北、西南、西北四隅。

⑦鸣条鼓拆：鸣条，指风动木声；鼓拆，指发动开裂。鸣条鼓拆，指春风和畅，枝叶抽芽的状态。

⑧振拉飘腾：形容大风损折之力与动荡之势。肃杀霖霪：肃杀，木叶零落；霖霪，久雨。《玉篇》曰："霖，雨不止也""霪，久雨也"。

⑨眚（shěng 省）：杜预注："眚，犹灾也。"

⑩备化：土气平有化育万物的作用，因土能生万物，所以万物皆备其化。《类经·二十五卷》注："土含万物，无所不备，土生万物，无所不化。"

⑪卑监：《史记·张释之传》曰："卑，下也。"《说文》曰："监，临下也。"王冰注："土虽卑少，犹监万物之生化也。"

⑫敦阜：王冰注："敦，厚也。阜，高也。土余，故高而厚。"

『原文』

《经脉别论》云：太阴藏搏者，用心省真①，五脉气少②，胃气不平，三阴③也，宜治其下俞④，补阳泻阴。

《藏气法时论》云：脾主长夏，足太阴阳明主治，其日戊己。脾苦湿，急食苦以燥之。又云：病在脾，愈在秋，秋不愈，甚于春，春不死，持于夏，起于长夏。禁温食饱食，湿地濡衣。脾病者，愈在庚辛，庚辛不愈，加于甲乙，甲乙不死，持于丙丁，起于戊己。脾病者，日昳⑤慧，日出甚，下晡⑥静。脾欲缓，急食甘以缓之，用苦泻之，甘补之。又云：脾病者，身重，善饥，肉痿，足不收，行善瘛，脚下痛。虚则腹满肠鸣，飧泄食不化，取其经太阴、阳明、少阴血者。

『注释』

①省真：孙鼎宜说："《淮南·俶真》注'真，实也。'犹言省察必诚必确也。以搏类于真藏之脉也。"

②五脉气少：吴崑注："五脏皆受气于脾而后治，若胃气不调于脾，则诸脉失其母，无以受气，故气少。"

③三阴：指足太阴脾。

④下俞：指足阳明之陷谷穴，足太阴之太白穴。

⑤日昳（dié 叠）：昳，太阳偏西。日昳，指未时，即午后十三时至十五时。

⑥下晡：晡，指申时，即十五时至十七时。《素问注证发微·卷三》曰："下晡甚，以下晡者申酉时也。"

『原文』

《经脉别论》：食气入胃，散精于肝，淫气于筋。食气入胃，浊气归心，淫精于脉。脉气流经，经气归于肺；肺朝百脉，输精于皮毛。毛脉合精，行气于腑。腑精神明，留于四脏，气归于权衡。权衡以平，气口成寸，以决死生。饮入于胃，游溢精气，上输于脾，脾气散精，上归于肺，通调水道，下输膀胱。水精四布，五经并行，合于四时五脏阴阳，揆度以为常也。

《五常政大论》：有太过，不及。太过者，薄所不胜，乘所胜也；不及者，至而不至，是为不及，所胜妄行，所生受病，所不胜者乘之也。

仲景云：人受气于水谷以养神，水谷尽而神去，故云安谷则昌，绝谷则亡。

水去则荣散，谷消则卫亡，荣散卫亡，神无所依。又云：水入于经，其血乃成，谷入于卫，脉道乃行。故血不可不养，卫不可不温，血温卫和，得尽天年。

『 按语 』

东垣先生在前论中阐述了脾胃为枢在人体生命活动中的重要作用，以及脾胃盛衰对肺、心、肝、肾诸脏的影响，强调"人以胃气为本""病从脾胃所生"，同时也确立了调治脾胃的基本法则和用药规律。但是他仍恐阅读本书的人不理解所述之本源，找不到根据，于是复引《黄帝内经》有关脾胃之论及仲景之说，进一步从脾胃的生理作用、脾与胃的生理病理关系、脾胃与四肢九窍关系、内外致病因素导致脾胃功能失调对人体其他脏腑器官的影响等，说明人体脾胃的重要性。

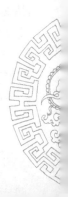

卷 二

气运衰旺图说

『 原文 』

天地互为体用四说，察病神机[①]

湿、胃、化；热、小肠、长；风、胆、生。

皆陷下不足，先补，则：黄芪、人参、甘草、当归身、柴胡、升麻，乃辛甘发散，以助春夏生长之用也。

土、脾、形；火、心、神；木、肝、血。

皆大盛[②]，上乘生长之气，后泻，则：甘草梢子之甘寒，泻火形于肺，逆于胸中，伤气者也。黄芩之苦寒，以泄胸中之热，喘气上奔者也。红花以破恶血[③]，已用黄芩大补肾水，益肺之气，泻血中火燥者也。

寒，膀胱、藏气；燥，大肠，收气。

皆大旺，后泻，则：黄芪之甘温，止自汗，实表虚，使不受寒邪。当归之辛温，能润燥，更加桃仁以通幽门[④]闭塞，利其阴路，除大便之难燥者也。

水、肾、精；金、肺、气。

皆虚衰不足，先补，则：黄蘗之苦寒，除湿热为痿，乘于肾，救足膝无力，亦除阴汗、阴痿[⑤]而益精。甘草梢子、黄芩，补肺气，泄阴火之下行，肺苦气上逆，急食苦以泄之也。

此初受热中，常治之法也，非权也。权者，临病制宜之谓也。

『 注释 』

①天地：自然界。四说：指下面所论四种图说，包括两补、两泻的法则。神机：通常指生命的表现和机转，此为变化、传变。

②大盛：阴火太盛。

③恶血：瘀血。

④幽门：《难经·四十四难》曰："太仓下口为幽门。"

⑤阴痿：即阳痿。

『按语』

上文论述四种图说：其一，阳气不足而下陷，治宜先补气助阳；其二，阴火太盛，上干心气，下伏肝血，横犯脾胃，治宜先甘温益气，后泻阴火；其三，秋冬阳气不固，津液外泄，治宜先固后泻；其四，肺肾阴虚，治宜先补，治法是泻中有补，如黄柏清除肾中湿热，湿热除肾精充，而黄芩泄肺火，泻火肺受益。东垣先生认为，此"四说"是初始感受火热在中的常用治法。

『原文』

常道①，病则反常矣。春夏，乃天之用也，是地之体也。秋冬，乃天之体也，是地之用也。此天地之常道，既病反常也。

春夏天之用，人亦应之。食罢，四肢跷健，精、气、神皆出，九窍通利是也。口鼻气息，自不闻其音②，语声清响如钟。

春夏地之体，人亦应之。食罢，皮肉、筋骨、血脉皆滑利，屈伸柔和，而骨刚力盛，用力不乏。

『注释』

①常道：春温、夏热、秋燥、冬寒的正常规律。

②自不闻其音：听不到自己的呼吸声，意指气道通畅，呼吸调和。

『按语』

上文主要提示我们人体要适应自然界的变化规律，如果人体与之不相适应就会导致疾病的发生。

本段东垣先生主要论述人与自然的关系。人类生活在自然界中，自然界存在着人类赖以生存的必要条件，同时自然界的变化也影响着人体，"人与天地相应也"。自然界有春温、夏热、长夏湿、秋燥、冬寒的气候变化规律，生物在这样的气候变化影响下，出现春生、夏长、长夏化、秋收、冬藏等相适应的变化，人体也不例外。东垣先生在该论中特别强调适应自然规律对于人体健康的重要性。

饮食劳倦所伤始为热中论

『原文』

古之至人，穷于阴阳之化，究乎生死之际，所著内外经①，悉言人以胃气为本。盖人受水谷之气以生，所谓清气②、荣气、运气、卫气，春升之气，皆胃气之别称也。夫胃为水谷之海，饮食入胃，游溢精气，上输于脾，脾气散精，上归于肺，通调水道，下输膀胱。水精四布，五经并行，合于四时五脏阴阳，揆度以为常也。

『注释』

①内外经：即《黄帝内经》《黄帝外经》《汉书·艺文志》记载医经七家，包括《黄帝内经》《黄帝外经》《扁鹊内经》《扁鹊外经》《白氏内经》《白氏外经》《旁篇》。

②清气：水谷精华的轻清部分。

『按语』

本段从水谷入于胃后化生精微及其输布的过程，进一步强调脾胃的重要生理作用。"水精四布，五经并行"，张志聪注："水精四布者，气化者水行，故四布于皮毛；五经并行者，通灌于五脏之经脉也。""合于四时五脏阴阳，揆度以为常也"，王冰注："从是水精布，经气行，筋骨成，血气顺，配合四时寒暑，证符合五藏阴阳，揆度盈虚，用为常道。"

『原文』

若饮食失节，寒温不适，则脾胃乃伤。喜、怒、忧、恐，损耗元气。既脾胃气衰，元气不足，而心火独盛。心火者，阴火也。起于下焦①，其系系于心，心不主令，相火代之；相火②、下焦包络之火③，元气之贼也。火与元气不两立，一胜则一负。脾胃气虚，则下流于肾，阴火得以乘其土位，故脾证始得，则气高而喘，身热而烦，其脉洪大而头痛，或渴不止，其皮肤不任风寒，而生寒热。盖阴火上冲，则气高喘而烦热，为头痛，为渴，而脉洪；脾胃之气下流，使谷气不得升浮，是春生之令不行，则无阳④以护其荣卫，则不任风寒，乃生寒热，此皆脾胃之气不足所致也。

『注释』

①下焦：指肾。

②相火：与"君火"相对而言。二火配合，以温养脏腑，推动人体的功能活动。一般认为，肝、胆、肾、三焦均内寄相火，而其根在命门。

③包络之火：指阴火上犯于心包，成为包络之火。

④无阳：阳气不足。

『按语』

本段主要论述脾胃受伤的病因、病机、证候表现及阴火与元气的关系。东垣先生认为，由于饮食失节、寒温不适、情志内伤，导致脾胃失调，元气不足，阴火炽盛，水谷化生清气下陷于肾，清气下陷，更使阴火得以上冲伤害脾胃。阴火是离位的相火，起于下焦足少阴肾经，上行至胸与心包络相连，阴火上犯成"包络之火"，是元气之贼，阴火与元气不两立，阴火盛则元气衰，元气削弱则脾胃气虚。

『原文』

然而与外感风寒所得之证，颇同而实异，内伤脾胃，乃伤其气，外感风寒，乃伤其形。伤其外为有余，有余者泻之，伤其内为不足，不足者补之。内伤不足之病，苟误认作外感有余之病，而反泻之，则虚其虚也。实实虚虚，如此死者，医杀之耳！

『按语』

本段主要论述内伤脾胃与外感风寒的证治区别。两者虽然所表现的症状颇相似，如出现发热、怕冷、上气、头痛、口渴，但实者大异。前者为饮食、寒温、情志导致脾胃元气受伤，治宜补之；后者为风寒伤其肌表，为客邪有余之证，治宜泻之。

『原文』

然则奈何？惟当以辛甘温之剂，补其中而升其阳，甘寒以泻其火则愈矣。经曰：劳者温之，损者温之。又云：温能除大热，大忌苦寒之药，损其脾胃。脾胃之证，始得则热中，今立治始得之证。

补中益气汤

黄芪病甚，劳役，热甚者一钱　甘草已上各五分，炙　人参去芦，三分，有嗽去之。
已上三味，除湿热烦热之圣药也。

当归身二分，酒焙干，或日干，以和血脉　橘皮不去白，二分或三分，以导气，又能益元气，得诸甘药乃可，若独用泻脾胃　升麻二分或三分，引胃气上腾而复其本位，便是行春升之令　柴胡二分或三分，引清气，行少阳之气上升　白术三分，除胃中热，利腰脊间血

上件药㕮咀，都作一服，水二盏，煎至一盏，量气弱气盛，临病斟酌水盏大小，去粗，食远，稍热服。如伤之重者，不过二服而愈。若病日久者，以权立加减法治之。

『按语』

上文主要论述脾胃初始受病为热中的治疗法则、方药。内伤脾胃，元气不足，阴火上冲之证的治疗法则是，用味辛甘性温之剂，补脾胃之气，升发脾阳；用味甘性寒之剂泻阴火。使用方剂：补中益气汤。

补中益气汤：黄芪，味甘性微温，入肺脾经，益气固表，为君药；人参味甘性温，补肺益脾，炙甘草味甘性微温、补脾益气，白术味甘苦性温，健脾燥湿，三药共收补中益气功，为臣药；陈皮理气，当归和血，为佐药；升麻、柴胡，升举下陷清阳，为使药。

『原文』

如腹中痛者，加白芍药五分　炙甘草三分。
如恶寒冷痛者，加去皮中桂一分或三分，桂心是也。
如恶热喜寒而腹痛者，于已加白芍药二味中更加生黄芩三分或二分。
如夏月腹痛，而不恶热者亦然，治时热[①]也。
如天凉时恶热而痛，于已加白芍药、甘草、黄芩中，更少加桂。
如天寒时腹痛，去芍药，味酸而寒故也。加益智三分或二分，或加半夏五分、生

姜三片。

如头痛，加蔓荆子二分或三分。

如痛甚者，加川芎二分。

如顶痛脑痛，加藁本三分或五分。

如苦痛者，加细辛二分，华阴^②者。

诸头痛者，并用此四味足矣。

如头上有热，则此不能治，别以清空膏^③主之。

如脐下痛者，加真熟地黄五分，其痛立止；如不已者，乃大寒也，更加肉桂去皮，二分或三分。《内经》所说少腹痛，皆寒证，从复法相报^④中来也。经云：大胜必大复，从热病中变而作也，非伤寒厥阴之证也。仲景以抵当汤^⑤并丸主之，乃血结下焦膀胱也。

如胸中气壅滞，加青皮二分；如气促、少气者，去之。

如身有疼痛者，湿；若身重者，亦湿，加去桂五苓散一钱。

如风湿相搏，一身尽痛，加羌活、防风、藁本根已上各五分　升麻、苍术已上各一钱，勿用五苓。所以然者，为风药已能胜湿，故别作一服与之。如病去，勿再服，以诸风之药，损人元气，而益其病故也。

如大便秘涩，加当归梢一钱；闭涩不行者，煎成正药，先用一口，调玄明粉五分或一钱，得行则止。此病不宜下，下之恐变凶证也。

如久病痰嗽者，去人参；初病者，勿去之。冬月或春寒，或秋凉时，各宜加不去根节麻黄五分。

如春令大温，只加佛耳草三分，款冬花一分。

如夏月病嗽，加五味子三十二枚，麦门冬去心，二分或三分。

如舌上白滑胎者，是胸中有寒，勿用之。

如夏月不嗽，亦加人参三分或二分，并五味子、麦门冬各等分，救肺受火邪也。

如病人能食而心下痞，加黄连一分或三分。

如不能食，心下痞，勿加黄连。

如胁下痛，或胁下急缩，俱加柴胡三分，甚则五分。

上一方加减，是饮食劳倦，喜怒不节，始病热中，则可用之；若末传为寒中^⑥，则不可用也，盖甘酸适足益其病尔，如黄芪、人参、甘草、芍药、五味子之类也。

『注释』

①时热：时令发热。

②华阴：《名医别录》曰："细辛生华阴山谷。"此地在陕西省境内。

③清空膏：《兰室秘藏》曰："治偏正头痛年深不愈者，善疗风湿热，头上壅损，目及脑痛不止。川芎五钱　柴胡七钱　黄连炒　防风去芦　羌活各一两　炙甘草一两五钱　细挺子黄芩三两，去皮锉，一半酒制一半炒　上为细末，每服二钱匕，于盏内入茶少许，汤调如膏抹在口内，少用白汤送下，临卧。"

④复法相报："本气有余为胜，他气相报为复"。如脾不足，则肝乘之；肝胜，肺助脾报肝而致肝病，也即胜乃乘我之虚而胜，而不及之所生者又报复其胜。

⑤抵当汤：出自《伤寒论》。药物组成：水蛭熬　虻虫去翅足，熬，各三十个　桃仁去皮尖，二十个　大黄酒洗，三两。此方主治太阳病，六七日表证仍在，脉微而沉，反不结胸，其人发狂者，以热在下焦，少腹当硬满，小便自利者。

⑥寒中：指邪在脾胃而见里寒的病证。多因脾胃虚寒，邪从寒化，或由劳倦内伤传变而来。

『按语』

上文主要论述补中益气汤加减治疗腹痛、头痛、身痛、便秘、咳嗽。强调此方加减主要用于治疗饮食、劳倦、喜怒不节、初病热中之人，如果久病"热中"转为"寒中"，不宜用之。

『原文』

今详《内经》、《针经》热中寒中之证列于下。

《调经论》云：血并于阳，气并于阴，乃为炅中①。血并于上，气并于下，心烦惋②善怒。又云：其生于阴者，得之饮食居处，阴阳喜怒。又云：有所劳倦，形气衰少，谷气不盛，上焦不行，下脘不通，胃气热，热气熏胸中，故曰内热。阴盛生内寒，厥气上逆，寒气积于胸中而不泻；不泻则温气去，寒独留；寒独留则血凝泣③；血凝泣则脉不通，其脉盛大以涩，故曰寒中。

先病热中证者，冲脉之火附二阴之里，传之督脉。督脉者，第二十一顀④下长强穴是也。与足太阳膀胱寒气为附经。督脉其盛也，如巨川之水，疾如奔马，其势不可遏。太阳寒气，细细如线，逆太阳，寒气上行，冲顶入额，下鼻尖，入手太阳于胸中。手太阳者，丙⑤，热气也。足膀胱者，壬⑥，寒气也。壬能克丙，寒热逆于胸中，故脉盛大。其手太阳小肠热气不能交入膀胱经者，故十一经⑦之盛气积于胸中，故其脉盛大。其膀胱逆行，盛之极，子能令母实，手阳明大肠经金，即其母也，故燥旺，其燥气挟子之势，故脉涩而大便不通。以此言脉盛大以涩者，手阳明大肠脉也。

《黄帝针经》：胃病者，腹胀，胃脘当心而痛，上肢两胁，膈咽不通，饮食不下，取三里以补之。

若见此病中一证，皆大寒，禁用诸甘酸药，上已明之矣。

『注释』

①血并于阳，气并于阴，乃为炅中：《类经·十四卷》曰："血并于阳，阴在表也，气并于阴，阳在里也，故为炅中。炅（jiǒng迥），热也。"

②烦悗：烦闷。

③泣：通"涩"，指涩滞不畅。

④䯏（chuí 垂）：脊椎骨。《灵枢·经别》曰："足少阴之正，至腘中，别走太阳而合上至肾，当十四䯏，出属带脉。"

⑤丙：按运气说，丙属火运，故为热气。

⑥壬：按运气说，壬属水运，故为寒气。

⑦十一经：十二经中手太阳经除外。

『按语』

上文主要引《黄帝内经》中有关"热中""寒中"的相关条文，阐述了"热中""寒中"的病因、病机、症状、传变、治法。

本段东垣先生主要论述饮食不节、寒温不适、情志内伤，导致脾胃证初病热中的治疗原则和方药，创立补中益气汤作为甘温除热的基本方剂。而且，引用《黄帝内经》相关内容，阐述了"热中""寒中"的辨证关系、证治差别。

脾胃虚弱随时为病随病制方

『原文』

夫脾胃虚弱，必上焦之气不足，遇夏天气热盛，损伤元气，怠惰嗜卧，四肢不收，精神不足，两脚痿软，遇早晚寒厥，日高之后，阳气将旺，复热如火，乃阴阳气血俱不足，故或热厥而阴虚，或寒厥而气虚。口不知味，目中溜火，而视物䀮䀮①无所见。小便频数，大便难而结秘。胃脘当心而痛，两胁痛或急缩。脐下周围如绳束之急，甚则如刀刺，腹难舒伸。胸中闭塞，时显呕哕，或有痰嗽，口沃白沫，舌强。腰、背、胛眼皆痛，头痛时作。食不下，或食入即饱，全不思食。自汗尤甚，若阴气覆在皮毛之上。皆天气之热助本病也，乃庚大肠，辛肺金为热所乘而作。当先助元气，理治庚辛之不足，黄芪人参汤主之。

黄芪人参汤

黄芪一钱，如自汗过多，更加一钱　升麻六分　人参去芦　橘皮不去白　麦门冬去心　苍术无汗更加五分　白术已上各五分　黄蘗酒洗，以救水之源　炒曲已上各三分　当归身酒洗　炙甘草已上各二分　五味子九个。

上件同㕮咀，都作一服，水二盏，煎至一盏，去柤，稍热服，食远或空心服之。忌酒、湿面、大料物之类，及过食冷物。

如心下痞闷，加黄连二分或三分。

如胃脘当心痛，减大寒药，加草豆蔻仁五分。

如胁下痛或缩急，加柴胡二分或三分。

如头痛，目中溜火，加黄连二分或三分，川芎三分。

如头痛，目不清利，上壅上热，加蔓荆子、川芎已上各三分，藁本、生地黄已上各二分，细辛一分。

如气短，精神如梦寐之间，困乏无力，加五味子九个。

如大便涩滞，隔一二日不见者，致食少，食不下，血少，血中伏火而不得润也，加当归身、生地黄、麻子仁泥已上各五分，桃仁三枚，汤炮去皮尖，另研。如大便通行，所加之药勿再服。

如大便又不快利，勿用别药，少加大黄煨，五分。

如不利者，非血结血秘②而不通也，是热则生风，其病人必显风证，单血药不可复加之，止常服黄芪人参汤药，只用羌活、防风已上各五钱　二味，㕮咀，以水四盏，煎至一盏，去柤，空心服之，其大便必大走③也，一服便止。

如胸中气滞，加青皮皮薄清香可爱者，一分或二分，并去白橘皮倍之，去其邪气。此病本元气不足，惟当补元气，不当泻之。

如气滞太甚，或补药太过，或病人心下有忧滞郁结之事，更加木香、缩砂仁已上各二分或三分，白豆蔻仁二分，与正药同煎。

如腹痛不恶寒者，加白芍药五分，黄芩二分，却减五味子。

『 注释 』

①䀮䀮（huāng 慌）：视不明貌。

②血秘：血虚津枯所致的大便秘结。

③大走：形容大便畅通。

『按语』

上文论述黄芪人参汤的组成、主治、临床加减应用。东垣先生创制黄芪人参汤，主要用于治疗素有脾胃虚弱，脾虚不能助胃行津液于肺，肺气不足，遇暑热更伤元气，导致脾肺气虚、火热灼炽，出现热厥、寒厥、痿软诸证。方中人参、黄芪、炙甘草味甘性温，补益脾肺之气，白术、苍术、橘皮、六曲行气理脾燥湿，当归、麦门冬、五味子滋阴和血，黄柏泻阴火，升麻升阳，诸药合用，补益脾肺、泻火升阳。该方在临床应用中，还要根据病情变化，随症加减药物，如阴虚，去参术之温燥；阳虚，去黄柏之苦寒，气滞；加青皮、木香、缩砂仁以理气；血少或血中伏火不润，加当归、生地、麻仁等。

『原文』

夫脾胃虚弱，过六七月间，河涨霖雨，诸物皆润，人汗沾衣，身重短气，甚则四肢痿软，行步不正，脚敧①，眼黑欲倒，此肾水与膀胱俱竭之状也，当急救之。滋肺气以补水之上源，又使庚大肠不受邪热，不令汗大泄也。汗泄甚则亡津液，亡津液则七神②无所依。经云：津液相成，神乃自生。津者，庚大肠所主，三伏之义，为庚金受囚也。

若亡津液，汗大泄，湿令亢甚，则清肃之气亡，燥金受囚，风木无可以制，故风湿相搏，骨节烦疼，一身尽痛，亢则害，承乃制是也。孙思邈云：五月常服五味子，是泻丙火，补庚大肠，益五脏之元气。

壬膀胱之寒已绝于巳，癸肾水已绝于午，今更逢湿旺，助热为邪，西方、北方③之寒清绝矣。圣人立法，夏月宜补者，补天元之真气，非补热火也，令人夏食寒是也。为热伤元气，以人参、麦门冬、五味子生脉。脉者，元气也。人参之甘，补元气，泻热火也；麦门冬之苦寒，补水之源，而清肃燥金也；五味子之酸以泻火，补庚大肠与肺金也。

『注释』

①敧（qī 七）：歪斜、倾斜。

②七神：指五脏中藏的七种神态。《难经·四十三难》曰："五脏有七神……

故肝藏魂，肺藏魄，心藏神，脾藏意与智，肾藏精与志。"

③西方：按五行属金，在人为肺。北方：按五行属水，在人为肾。

『按语』

上文论述两个方面内容：其一，脾胃虚弱者，遇六七月湿气偏盛，肾精和膀胱津液俱竭的急救方法——滋益肺气；其二，夏季宜补肺，可增强天元之真气，方剂——生脉散。

『原文』

当此之时，无病之人，亦或有二证，或避暑热，纳凉于深堂大厦得之者，名曰中暑。其病必头痛恶寒，身形拘急，肢节疼痛而烦心，肌肤大热无汗，为房室之阴寒所遏，使周身阳气不得伸越，世多以大顺散①主之是也。若行人或农夫，于日中劳役得之者，名曰中热，其病必苦头痛，发躁热，恶热，扪之肌肤大热，必大渴引饮，汗大泄，无气以动，乃为天热外伤肺气，苍术白虎汤②主之。

洁古③云：动而得之为中热，静而得之为中暑。中暑者，阴证，当发散也；中热者，阳证，为热伤元气，非形体受病也。

『注释』

①大顺散：见《太平惠民和剂局方》。药物组成：杏仁、肉桂、干姜、甘草。原方主治冒暑伏热，引饮过多，脾胃受湿，水谷不分，清浊相干，阴阳气逆，霍乱呕吐，脏腑不调。

②苍术白虎汤：即白虎加苍术汤，见《杂病源流犀烛》。药物组成：苍术、石膏、知母、粳米、甘草。原方主治秋发寒疫，湿温，便清，足肿难移。

③洁古：金代著名医学家张元素，字洁古。易州（今河北易县）人，东垣先生的老师。

『按语』

上文论述中暑、中热的病因、症状、诊断、治则、用方。前者治宜大顺散；后者治宜苍术白虎汤。

『原文』

若虚损脾胃，有宿疾之人，遇此天暑，将理①失所，违时伐化，必困乏无力，懒语气短，气弱气促，似喘非喘，骨乏无力，其形如梦寐，朦朦如烟雾中，不知身所有也，必大汗泄。

若风犯汗眼②，皮肤必搔，项筋皮枯毛焦，身体皆重，肢节时有烦疼，或一身尽痛，或渴，或不渴，或小便黄涩，此风湿相搏也。

头痛或头重，上热壅盛，口鼻气短气促，身心烦乱，有不生之意，情思惨惨，此阴胜阳之极也。病甚，则传肾肝为痿厥。厥者，四肢如在火中，为热厥；四肢寒冷者，为寒厥。寒厥则腹中有寒，热厥则腹中有热，为脾主四肢故也。若肌肉濡溃，痹而不仁，传为肉痿证③。证中皆有肺疾，用药之人，当以此调之。气上冲胸，皆厥证也。痿者，四肢痿软而无力也，其心烦冤不止。厥者，气逆也，甚则大逆，故曰厥逆。其厥痿多相须也，于前已立黄芪人参五味子麦门冬汤中，每服加白茯苓二分，泽泻四分，猪苓、白术已上各一分。

如小便快利，不黄涩者，只加泽泻二分，与二术④上下分消其湿。

如行步不正，脚膝痿弱，两足欹侧者，已中痿邪，加酒洗黄蘗、知母三分或五分，令二足涌出气力矣。

如汗大泄者，津脱也，急止之，加五味子六枚，炒黄蘗五分，炒知母三分。不令妨其食，当以意斟酌；若妨食则止，候食进，则再服。三里、气街，以三棱针出血；若汗不减不止者，于三里穴下三寸上廉穴出血。禁酒、湿面。

『注释』

①将理：休养调理。
②汗眼：汗孔。
③肉痿证：亦称脾痿。由于脾气热而致肌肉失养，或湿邪困脾，伤及肌肉所致。症见肌肉麻痹不仁，口渴，甚则四肢不能举动。
④二术：白术、苍术。

『按语』

上文论述脾胃虚损，病至肝肾，出现痿证、厥证的治疗方法。东垣先生认为，脾胃虚弱之人，若天气暑热调理不当，汗大泄，风邪趁虚侵犯肌表或风湿相搏，或病从脾肺传至肝肾，成痿证、厥证，治疗都应以调理脾胃为主，主方是黄芪人参汤，临床根据病情变化酌情加减药物。

『原文』

夫痿者，湿热乘肾肝也，当急去之。不然，则下焦元气竭尽而成软瘫，必腰下不能动，心烦冤而不止也。若身重减，气不短，小便如常，及湿热之令退时，或所增之病气退者，不用五味子、泽泻、猪苓、茯苓、黄蘗、知母、苍术、白术之药，只依本病中证候加减。常服药亦须用酒黄蘗二分或三分。如更时令，清燥之气大行，却加辛温泻之。若湿气胜，风证不退，眩运①麻木不已，除风湿羌活汤主之。

除风湿羌活汤②

羌活一两　防风去芦　苍术酒浸，去皮　黄芪已上各一钱　升麻七分　炙甘草　独活　柴胡已上各五分　川芎去头痛　黄蘗　橘皮　藁本已上各三分　泽泻　猪苓去黑皮　茯苓已上各二分　黄连去须，一分。

上㕮咀，每服秤三钱或五钱，水二盏，煎至一盏，去粗，稍热服，量虚实施用。如有不尽证候，依加减法用之。

『注释』

①眩运：即眩晕。《医碥·眩晕》曰："晕与运同，旋转也。所见之物，皆旋转如飞，世谓之头旋是也。"

②除风湿羌活汤：东垣先生在《内外伤辨惑论》中也载有除风湿羌活汤，主要用于治疗风湿相搏，一身尽痛。药物组成：羌活七分，防风、升麻、柴胡以上各五分，藁本、苍术以上各一钱。

『按语』

上文论述两个方面内容：一是脾胃虚弱，阴火湿浊下注成痿的病机和治则。二是除风湿羌活汤的组成、主治病证。

『原文』

夫脉弦洪缓，而沉按之中之下得时一涩，其证：四肢满闭，肢节烦疼，难以屈伸，身体沉重，烦心不安，忽肥忽瘦，四肢懒倦，口失滋味，腹难舒伸，大小便清利而数，或上饮下便，或大便涩滞不行，一二日一见，夏月飧泄，米谷不化，或便后见血，见白脓，胸满短气，膈咽不通，或痰嗽稠粘，口中沃沫，食入反出，耳鸣耳聋，目中流火，视物昏花，努肉红丝①，热壅头目，不得安卧，嗜卧无力，不思饮食，调中益气汤主之。

调中益气汤

黄芪一钱　人参去芦头，有嗽者去之　甘草　苍术已上各五分　柴胡一味为上气不足，胃气与脾气下溜②，乃补上气，从阴引阳也　橘皮如腹中气不运转，更加一分　升麻已上各二分　木香一分或二分

上件剉麻豆大，都作一服，水二大盏，煎至一盏，去柤，带热，宿食消尽服之。宁心绝思，药必神效。盖病在四肢血脉，空腹在旦是也。

如时显热躁，是下元阴火蒸蒸发也，加真生地黄二分，黄蘗三分，无此证则去之。

如大便虚坐不得，或大便了而不了③，腹中常逼迫，血虚血涩也，加当归身三分。

如身体沉重，虽小便数多，亦加茯苓二分，苍术一钱，泽泻五分，黄蘗三分，时暂从权而祛湿也，不可常用。兼足太阴已病，其脉亦络于心中，故显湿热相合而烦乱。

如胃气不和，加汤洗半夏五分，生姜三片；有嗽，加生姜、生地黄二分，以制半夏之毒。

如痰厥④头痛，非半夏不能除，此足太阴脾所作也。

如兼躁热，加黄蘗、生地黄已上各二分。

如无已上证，只服前药。

上件剉如麻豆，都作一服，水一大盏，去柤，带热，食远服之。

如夏月，须加白芍药三分。

如春月腹中痛，尤宜加。

如恶热而渴，或腹中痛者，更加芍药五分，生黄芩二分。

如恶寒腹中痛，加中桂三分，去黄芩，谓之桂枝芍药汤⑤，亦于芍药汤中加之同煎。

如冬月腹痛，不可用芍药，盖大寒之药也。只加干姜二分，或加半夏五七分，以生姜少许制之。

如秋冬之月，胃脉四道⑥为冲脉所逆，并胁下少阳脉二道⑦而反上行，病名曰厥逆。《内经》曰：逆气上行，满脉去形，明七神昏绝，离去其形而死矣。其证气上冲咽不得息，而喘息有音，不得卧，加吴茱萸五分或一钱五分，汤洗去苦，观厥气多少而用之。

如夏月有此证，为大热也，盖此病随四时为寒热温凉也。宜以酒黄连、酒黄蘖、酒知母各等分，为细末，熟汤为丸，梧桐子大，每服二百丸，白汤送下，空心服。仍多饮热汤，服毕少时，便以美饮食压之，使不令胃中留停，直至下元，以泻冲脉之邪也。大抵治饮食劳倦所得之病，乃虚劳七损⑧证也，当用温平，甘多辛少之药治之，是其本法也。

如时上见寒热，病四时也，又或将理不如法，或酒食过多，或辛热之食作病，或寒冷之食作病，或居大热大寒之处益其病。当临时制宜，暂用大寒大热治法而取效，此从权也，不可以得效之故而久用之，必致难治矣。

『注释』

①努肉红丝：即胬肉攀睛。症见眦部血脉丛生，胬肉似昆虫翼状，横贯白睛，渐侵黑睛，甚至掩及瞳神，自觉碜涩不适，影响视力。

②溜：通"流"。

③大便虚坐不得：欲大便却解不出。大便了而不了：大便解后，仍有便意。

④痰厥：《医林绳墨·厥》曰："有痰厥者，痰气妄行于上，咳嗽连续不已，气急喘盛，坐不得卧，以致上盛下虚而作厥也，名之曰痰厥。"

⑤桂枝芍药汤：《三因极一病证方论》载：桂心、白芍，治太阴伤风，自汗咽干，胸腹满，四肢倦怠，手足自温，其脉弦大而缓者。

⑥胃脉四道：指足阳明胃经气冲穴，又名气街，街：四通之道。

⑦少阳脉二道：足少阳胆经循两胁，出气街。

⑧七损：有关七损说法不一。《难经·十四难》将其归为五损：一损，损于皮毛，皮聚而毛落；二损，损于血脉，血脉虚少，不能荣于五脏六腑；三损，损于肌肉，肌肉消瘦，饮食不能荣于肌肤；四损，损于筋，筋缓不能自收持；五损，损于骨，骨痿不能起于床。《玉房秘诀》曰：七损，一损曰绝气，二损曰溢精，三损曰夺脉，四损曰气泄，五损曰机关厥伤，六损曰百闭，七损曰血竭。《天下至道谈》曰：七损，一曰闭，二曰泄，三曰竭，四曰勿，五曰烦，六曰绝，七曰费。

『按语』

上文论述调中益气汤的组成、主治病证、临床加减应用。东垣先生创制调中益气汤，主要用于治疗脾虚湿困，消化功能失调，谷气下流，阳气下陷之证。方中黄芪、人参、炙甘草，味甘性温，补益元气；柴胡、升麻升举下陷清阳；橘皮、木香理气调中；苍术健脾燥湿。

『原文』

《黄帝针经》云：从下上者，引而去之；上气不足，推而扬之①。盖上气者，心肺上焦之气，阳病在阴，从阴引阳，宜以入肾肝下焦之药，引甘多辛少之药，使升发脾胃之气，又从而去其邪气于腠理皮毛也。又云：视前痛②者，常先取之。是先以缪刺③泻其经络之壅者，为血凝而不流，故先去之，而后治他病。

『注释』

①上气不足，推而扬之：《黄帝内经太素》曰："上气不足，谓膻中气少，可推补令盛。'扬'盛也。"张介宾曰："推而扬之，引致其气，以补上也。"

②痛：杨上善《黄帝内经太素》和张志聪《黄帝内经灵枢集注》，注释《灵枢》都认为，"痛"当作"病"。

③缪刺：又称交经缪刺，指左侧有病取右侧穴，右侧有病取左侧穴的交叉刺法。

『按语』

本段论脾胃元气不足、清阳下陷于肝肾的治疗方法——升阳益气。

本篇中，东垣先生主要论述脾胃虚弱之人，因遇夏天热盛伤元气，或风邪、风湿之邪趁虚侵入，病从脾肺传至肾肝，成为痿证、厥证的病因、病机、症状、传变过程。创立黄芪人参汤、除风湿羌活汤、调中益气汤，阐述了三首方剂在临床上的加减应用。

长夏湿热胃困尤甚用清暑益气汤论

『原文』

《刺志论》云：气虚身热，得之伤暑，热伤气故也。《痿论》云：有所远行劳倦，逢大热而渴，渴则阳气内伐，内伐则热舍于肾。肾者，水脏也。今水不能胜火，则骨枯而髓虚，足不任身，发为骨痿。故《下经》①曰：骨痿者，生于大热也。此湿热成痿，令人骨乏无力，故治痿独取于阳明②。

『注释』

①《下经》：古医书名，已佚。

②治痿独取于阳明：阳明属胃，主受纳水谷，化生精微，濡养全身，滋润宗筋。而阴阳经脉总汇于宗筋，宗筋起约束骨节而使关节滑利的作用。痿证多因阳明经脉不足使宗筋松弛所致，故有此说法。

『按语』

本段论述两个方面内容：其一，伤暑的病因、症状；其二，骨痿的病因、病机、症状、治则。骨痿，病证名，亦称肾痿。由于肾热内盛，或邪热伤肾、阴精耗损、骨枯髓虚所致。症见足不任身、骨乏无力。治宜滋阴清热、补脾气、益肾精。

『原文』

时当长夏，湿热大胜，蒸蒸而炽，人感之多四肢困倦，精神短少，懒于动作，胸满气促，肢节沉疼，或气高而喘，身热而烦，心下膨痞，小便黄而数，大便溏而频，或痢出黄如糜，或如泔色①，或渴或不渴，不思饮食，自汗体重，或汗少者，血先病而气不病也。其脉中得洪缓，若湿气相搏，必加之以迟。迟，病虽互换少差，其天暑湿令则一也。宜以清燥之剂治之。

《内经》曰：阳气者，卫外而为固也，炅则气泄。今暑邪干卫，故身热自汗，以黄芪甘温补之为君；人参、橘皮、当归、甘草，甘微温，补中益气为臣；苍术、白术、泽泻，渗利而除湿，升麻、葛根，甘苦平，善解肌热，又以风胜湿也。湿胜则食不消而作痞满，故炒曲甘辛，青皮辛温，消食快气，肾恶燥，急食辛以润之，故以黄蘗苦辛寒，借甘味泻热补水；虚者滋其化源，以人参、五味子、麦门冬，酸甘微寒，救天暑之伤于庚金为佐，名曰清暑益气汤。

清暑益气汤

黄芪汗少减五分　苍术泔浸②，去皮　升麻已上各一钱　人参去芦　泽泻　神曲炒黄　橘皮　白术已上各五分　麦门冬去心　当归身　炙甘草已上各二分　青皮去白，二分半　黄蘗酒洗，去皮，二分或三分　葛根二分　五味子九枚

上件同㕮咀，都作一服，水二大盏，煎至一盏，去柤，大温服，食远。剂之多少，临病斟酌。

此病皆由饮食劳倦，损其脾胃，乘天暑而病作也，但药中犯泽泻、猪苓、茯苓、灯心、通草、木通，淡渗利小便之类，皆从时令之旺气，以泻脾胃之客邪，而补金水之不及也。此正方已是从权而立之，若于无时病湿热脾旺之证，或小便已数，肾肝不受邪者误用之，必大泻真阴，竭绝肾水，先损其两目也，复立变证加减法于后。

『注释』

①泔色：淘米水色。
②泔浸：泡在淘米水中。浸，泡在液体中。

『按语』

上文论述清暑益气汤的组成、功用、主治病证。清暑益气汤主要用于治疗饮食劳倦，损伤脾胃，脾胃元气先虚，暑湿之邪乘虚而入，耗气伤津之证。方中黄芪、人参、炙甘草甘温益气；白术、苍术、泽泻健脾燥湿；葛根解肌退热，生津，促胃气上行津液；橘皮、青皮、六曲行气调中；麦冬、五味子滋阴；黄柏泻阴火。诸药合用清暑湿而益元气。

清代医家王孟英认为"东垣之方，虽有清暑之名，而无清暑之实"。另创清暑益气汤，由西洋参、石斛、麦冬、黄连、竹叶、荷梗、知母、甘草、粳米、西瓜翠衣组成，主治暑湿伤气，四肢困倦，精神减少，身热气高，心烦溺黄，口渴自汗，脉虚者（见《温热经纬》）。

『原文』

心火乘脾，乃血受火邪而不能升发，阳气复于地中①，地者，人之脾也。必用当归和血，少用黄檗以益真阴。

脾胃不足之证，须少用升麻，乃足阳明、太阴引经之药也。使行阳道，自脾胃中右迁②，少阳行春令，生万化之根蒂也。更少加柴胡，使诸经右迁，生发阴阳之气，以滋春之和气也。

脾虚，缘心火亢甚而乘其土也，其次肺气受邪，为热所伤，必须用黄芪最多，甘草次之，人参又次之，三者皆甘温之阳药也。脾始虚，肺气先绝，故用黄芪之甘温，以益皮毛之气，而闭腠理，不令自汗而损其元气也。上喘、气短、懒语，须用人参以补之。心火乘脾，须用炙甘草以泻火热，而补脾胃中元气，甘草最少，恐资满也。若脾胃之急痛，并脾胃大虚，腹中急缩，腹皮急缩者，却宜多用之。

经云：急者缓之。若从权，必加升麻以引之，恐左迁③之邪坚盛，卒不肯退，反致项上及臀尻④肉添而反行阴道，故使引之以行阳道，使清气之出地，右迁而上行，以和阴阳之气也。若中满者，去甘草；咳甚者，去人参；如口干嗌干者，加干葛。

脾胃既虚，不能升浮，为阴火伤其生发之气，荣血大亏，荣气伏于地中，阴火炽盛，日渐煎熬，血气亏少；且心包与心主血，血减则心无所养，致使心乱而烦，病名曰悗⑤。悗者，心惑而烦闷不安也。是清气不升，浊气不降，清浊相干，乱于胸中，使周身气血逆行而乱。《内经》云：从下上者，引而去之。故当加辛温、甘温之剂生阳，阳生则阴长。已有甘温三味之论。或曰：甘温何能生血，又非血药也？曰：仲景之法，血虚以人参补之，阳旺则生阴血也。更加当归和血。又宜少加黄蘗，以救肾水。盖甘寒泻热火，火减则心气得平而安也。如烦乱犹不能止，少加黄连以去之，盖将补肾水，使肾水旺而心火自降，扶持地中阳气矣。

如气浮心乱，则以朱砂安神丸⑥镇固之。得烦减，勿再服，以防泻阳气之反陷也。如心下痞，亦少加黄连。气乱于胸，为清浊相干，故以橘皮理之，又能助阳气之升而散滞气，又助诸甘辛为用也。

长夏湿土客邪大旺，可从权加苍术、白术、泽泻，上下分消其湿热之气也。湿气大胜，主食不消化，故食减，不知谷味，加炒曲以消之。复加五味子、麦门冬、人参，泻火益肺气，助秋损也，此三伏中长夏正旺之时药也。

『注释』

①复：《济生拔萃》作"伏"。地中：指脾。
②右迁：指脾胃中清阳之气上升。
③左迁：脾胃中浊阴之气下降。
④尻（kāo 嶠）：指尾骶部。
⑤悗（mán 瞒）：烦闷。
⑥朱砂安神丸：见《内外伤辨惑论》。药物组成：朱砂、甘草、黄连、当归、生地黄。主治心火亢盛，阴血不足，心神不安，怔忡失眠，胸中烦热，懊恼欲吐，夜睡多梦，舌红，脉细数。

『按语』

上文论述清暑益气汤的临床加减应用。订立六种变法，若心火乘脾，增加当归、黄柏用量；若脾胃不足，加升麻、柴胡；若脾虚心火侮之，增加黄芪、人参、炙甘草用量；若元气不足、心失所养而烦闷不安，少加黄连；若气浮心乱，加朱砂安神丸，或气乱于胸，增加橘皮用量；若长夏湿土客邪大旺，增加白术、苍术、泽泻、六曲用量运化除湿，增加五味子、麦冬、人参用量泻火益肺。

本篇中，东垣先生主要阐述清暑益气汤治疗暑湿之邪困脾胃伤元气的作用机制和临床加减运用。

随时加减用药法

『原文』

浊气在阳，乱于胸中，则䐜满闭塞，大便不通。夏月宜少加酒洗黄蘗大苦寒之味，冬月宜加吴茱萸大辛苦热之药以从权，乃随时用气[1]，以泄浊气之不降也。借用大寒之气于甘味中，故曰甘寒泻热火也。亦须用发散寒气，辛温之剂多，黄蘗少也。

清气在阴者，乃人之脾胃气衰，不能升发阳气，故用升麻、柴胡助辛甘之味，以引元气之升，不令飧泄也。

堵塞咽喉，阳气不得出者曰塞；阴气不得下降者曰噎。夫噎塞[2]迎逆于咽喉胸膈之间，令诸经不行，则口开、目瞪、气欲绝。当先用辛甘气味俱阳之药，引胃气以治其本，加堵塞之药以泻其标也。寒月阴气大助阴邪于外，于正药内加吴茱萸，大热大辛苦之味，以泻阴寒之气。暑月[3]阳盛，则于正药中加青皮、陈皮、益智、黄蘗，散寒气，泄阴火之上逆；或以消痞丸[4]合滋肾丸。滋肾丸者，黄蘗、知母，微加肉桂，三味是也。或更以黄连别作丸，二药七八十丸，空心约宿食消尽服之。待少时，以美食压之，不令胃中停留也。

如食少不饥，加炒曲。

如食已心下痞，别服橘皮枳术丸[5]。

如脉弦，四肢满闭，便难而心下痞，加甘草、黄连、柴胡。

如腹中气上逆者，是冲脉逆也，加黄蘗三分、黄连一分半 以泄之。

如大便秘燥，心下痞，加黄连、桃仁，少加大黄、当归身。

如心下痞，夯闷者，加白芍药、黄连。

如心下痞，腹胀，加五味子、白芍药、缩砂仁。

如天寒，少加干姜或中桂。

如心下痞，中寒者，加附子、黄连。

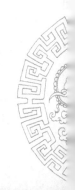

如心下痞，呕逆者，加黄连、生姜、橘皮。

如冬月，不加黄连，少入丁香、藿香叶。

如口干嗌干，加五味子、葛根。

如胁下急或痛甚，俱加柴胡、甘草。

如胸中满闷郁郁然，加橘皮红、青皮，木香少许。

如头痛有痰，沉重懒倦者，乃太阴痰厥头痛，加半夏五分，生姜二分或三分。

如腹中或周身间有刺痛，皆血涩不足，加当归身。

如哕，加五味子多，益智少。

如食不下，乃胸中胃上有寒，或气涩滞，加青皮、陈皮、木香，此三味为定法。

如冬天，加益智仁、草豆蔻仁。

如夏月，少用，更加黄连。

如秋月，气涩滞，食不下，更加槟榔、草豆蔻仁、缩砂仁，或少加白豆蔻仁。

如三春之月，食不下，亦用青皮少，陈皮多，更加风药，以退其寒覆其上。

如初春犹寒，更少加辛热，以补春气之不足，以为风药之佐，益智、草豆蔻皆可也。

如脉弦者，见风动之证，以风药通之。

如脉涩，觉气涩滞者，加当归身、天门冬、木香、青皮、陈皮。有寒者，加桂枝、黄芪。如胸中致塞，或气闭闷乱者，肺气涩滞而不行，宜破滞气，青皮、陈皮，少加木香、槟榔。

如冬月，加吴茱萸、人参。或胸中致塞，闭闷不通者，为外寒所遏，使呼出之气不得伸故也。必寸口脉弦，或微紧，乃胸中大寒也，若加之以舌上有白胎滑者，乃丹田有热，胸中有寒明矣。丹田有热者，必尻臀冷，前阴间冷汗，两丸冷，是邪气乘其本，而正气走于经脉中也。遇寒，则必作阴阴而痛，以此辨丹田中伏火也。加黄蘗、生地黄，勿误作寒证治之。

如秋冬天气寒凉而腹痛者，加半夏，或益智，或草豆蔻之类。

如发热，或扪之而肌表热者，此表证也，只服补中益气汤一二服，亦能得微汗则凉矣。

如脚膝痿软，行步乏力，或疼痛，乃肾肝中伏湿热，少加黄蘗，空心服之，不愈，更增黄蘗，加汉防己五分，则脚膝中气力如故也。

如多唾，或唾白沫者，胃口上停寒也，加益智仁。

如少气不足以息者，服正药二三服，气犹短促者，为膈上及表间有寒所遏，当引阳气上伸，加羌活、独活，藁本最少，升麻多，柴胡次之，黄芪加倍。

『注释』

①气：云林阁本作"药"。

②噎塞：即噎膈，指食入阻隔，未曾入胃，即吐出者。

③月：原作"于"，据云林阁本改。

④消痞丸：见《医学发明》。药物组成：炒黄连、黄芩各六钱，姜黄、白术各一两，人参、橘皮、半夏各四钱，缩砂仁三钱，炒枳实五钱，干生姜、炙甘草、炒神曲各二钱。主治心下痞闷，日久不愈。

⑤橘皮枳术丸：见《内外伤辨惑论》。药物组成：枳实、橘皮、白术。主治老幼元气虚弱，饮食不消，心下痞闷。

『按语』

本论上承"长夏湿热胃困尤甚用清暑益气汤论"，主要论述清暑益气汤的因时因病加减用药法。清暑益气汤已不仅用于治疗暑湿伤气之证，只要属于饮食劳倦损伤脾胃、挟湿热为病，均可根据四时季节的不同，以此为主方加减应用。

从本篇可以看出，东垣先生十分重视自然界四时气候变化对人体生理和病理活动的影响，临床用药强调"随时"。

肠澼下血论

『原文』

《太阴阳明论》云：食饮不节，起居不时者，阴①受之。阴受之则入五脏，入五脏则腆满闭塞，下为飧泄，久为肠澼。夫肠澼者，为水谷与血另作一派，如溷桶②涌出也。今时值长夏，湿热大盛，正当客气胜而主气弱也，故肠澼之病甚，以凉血地黄汤主之。

凉血地黄汤

黄蘗去皮，剉，炒　知母剉，炒，已上各一钱　槐子炒　青皮不去皮穰　熟地黄　当归已上各五分

上件㕮咀，都作一服，用水一盏，煎至七分，去粗，温服。

『注释』

①阴：指足太阴脾。

②唧桶：唧，疑作"唧"。唧桶（筒）是能够汲取和排出流体的装置。

『按语』

上文论述肠澼的病因、病机、治则、处方。肠澼的发生是由于饮食不节，起居不时，导致脾胃功能失调，脾失健运，升降失常，清气不升而下陷，腹胀泄泻，久则水谷杂有脓血下注大肠，出现排便时澼澼有声而痢下赤白。遇六月长夏，湿热气盛，脾胃气虚不抵外邪，湿热侵袭，元气更伤，湿热久困，大肠津燥血热，肠澼病甚。治宜凉血地黄汤，泻阴火、调营血。

『原文』

如小便涩，脐下闷，或大便则后重，调木香、槟榔细末各五分，稍热服，空心或食前。如里急后重，又不去者，当下之。

如有传变，随证加减。

如腹中动摇有水声，而小便不调者，停饮也。诊显何脏之脉，以去水饮药泻之。假令脉洪大，用泻火利小便药之类是也。

如胃虚不能食，而大渴不止者，不可用淡渗之药止之，乃胃中元气少故也，与七味白术散①补之。

如发热恶热，烦躁，大渴不止，肌热不欲近衣，其脉洪大，按之无力者，或兼目痛鼻干者，非白虎汤证也。此血虚发躁，当以黄芪一两、当归身二钱，㕮咀，水煎服。

『注释』

①七味白术散：见《小儿药证直诀》。药物组成：人参、白术、茯苓、葛根、木香、藿香、炙甘草。主治：小儿脾虚肌热，口渴泄泻。

『按语』

上文论述四个方面内容：其一，若大肠津燥气阻，出现小便涩、脐下闷或大便后重，治宜木香、槟榔，服药后里急后重不解，治宜泻下；其二，若有水饮停于肠内，出现小便不利，治宜渗湿利水；其三，若胃气虚津液不生，出现不能食而大渴不止，治宜七味白术散，健脾益胃，鼓舞胃气上行津液；其四，若气弱血虚、阳浮外越，出现肌热恶热、大渴烦躁、脉洪大无力，治宜当归补血汤，补气生血。

『原文』

如大便秘塞，或里急后重，数至圊①而不能便，或少有白脓，或少有血，慎勿利之，利之则必致病重，反郁结而不通也。以升阳除湿防风汤举其阳，则阳气自升矣。

升阳除湿防风汤

苍术泔浸，去皮净，四两　防风二钱　白术　白茯苓　白芍药已上各一钱
上件呚咀，除苍术另作片子，水一碗半，煮至二大盏，纳诸药，同煎至一大盏，去柤，稍热服，空心食前。
如此证飧泄不禁，以此药导其湿；如飧泄及泄不止，以风药升阳，苍术益胃去湿。脉实，腹胀，闭塞不通，从权以苦多甘少药泄之；如得通，复以升阳汤助其阳，或便以升阳汤中加下泄药。

『注释』

①圊（qīng青）：指厕所，《广雅·释宫》曰："圊，厕也。"

『按语』

上文论述升阳除湿防风汤的组成、功用、主治病证、临床加减应用。升阳除湿防风汤主要用于治疗由于脾胃元气不足、运化失职、清气下陷，出现大便闭塞、下痢、飧泄。该方重在升举下陷之阳气，使清阳得升，浊阴得降，大便就会恢复正常。

本篇中，东垣先生主要论述脾胃元气不足，湿热下注所致肠澼、下痢、泄泻的证候表现、处方用药。创制凉血地黄汤、升阳除湿防风汤。

卷 三

脾胃虚不可妄用吐药论

『原文』

《六元政纪论》云：木郁则达之者，盖木性当动荡轩举①，是其本体，今乃郁于地中，无所施为，即是风失其性。人身有木郁之证者，当开通之，乃可用吐法，以助风木，是木郁则达之之义也。又说，木郁达之者，盖谓木初失其性，郁于地中，今既开发，行于天上，是发而不郁也，是木复其性也，有余也；有余则兼其所胜，脾土受邪，见之于木郁达之条下，不止此一验也。又厥阴司天，亦风木旺也，厥阴之胜，亦风木旺也，俱是脾胃受邪，见于上条，其说不②同。或者不悟木郁达之四字之义，反作木郁治之，重实其实③，脾胃又受木制，又复其木，正谓补有余而损不足也。既脾胃之气先已不足，岂不因此而重绝乎！

再明胸中窒塞当吐，气口三倍大于人迎，是食伤太阴。上部有脉，下部无脉，其人当吐，不吐则死。以其下部无脉，知其木郁在下也，塞道不行，而肝气下绝矣。兼肺金主塞而不降，为物所隔，金能克木，肝木受邪，食塞胸咽，故曰在上者因而越之。仲景云：实烦以瓜蒂散④吐之，如经汗下，谓之虚烦，又名懊憹，烦躁不得眠，知其木郁也，以栀子豉汤⑤吐之。昧者将膈⑥咽不通，上支两胁，腹胀，胃虚不足，乃浊气在上则生䐜胀之病吐之。况胃虚必怒，风木已来乘陵胃中，《内经》以铁洛⑦镇坠之，岂可反吐，助其风木之邪？不宜吐而吐，其差舛如天地之悬隔。大抵胸中窒塞，烦闷不止者，宜吐之耳。

『注释』

①动荡轩举：动荡，起伏、不平静；轩举，高扬飞举。动荡轩举，指木性升发条达。

②不：云林阁本作"一"。

③重实其实：重，增、加重；实，补充、充实；其实，指肝气之郁实。

④瓜蒂散：出自《伤寒论》。药物组成：瓜蒂、赤小豆。主治：痰涎宿食填塞上脘，胸中痞硬，烦恼不安，气上冲咽喉不得息。

⑤栀子豉汤：出自《伤寒论》。药物组成：栀子、豆豉。主治：伤寒发汗吐下后，余热扰胸，虚烦不得眠，反复颠倒，心中懊恼。

⑥鬲：通"膈"。

⑦洛：原作"酪"。据《素问·病能论》改。洛，通"落"。

『按语』

本论引《素问·六元正纪大论》，阐述了"木郁达之"之理，主张治宜吐法。东垣先生认为，若饮食过饱，食阻胸中，"上部有脉，下部无脉"，可急用张仲景之瓜蒂散，涌吐宿食，宣越胸中邪气，使肝气得以舒畅；若因汗吐下后，出现烦躁不得眠、胸中痞闷，属木郁化火，可用栀子豉汤宣疏上焦郁火而除虚烦。但是，若属脾胃虚弱，浊气不降而上逆，出现胸膈间胀满痞塞，不可用吐法，吐易伤气败胃，也更助肝气横逆、克伐脾胃。

安养心神调治脾胃论

『原文』

《灵兰秘典论》云：心者，君主之官，神明出焉。凡怒、忿、悲、思、恐、惧，皆损元气。夫阴火之炽盛，由心生凝滞，七情不安故也。心脉者，神之舍，心君不宁，化而为火，火者，七神①之贼也。故曰阴火太盛，经营之气，不能颐养于神，乃脉病也。神无所养，津液不行，不能生血脉也。心之神，真气之别名也，得血而生，血生则脉旺。脉者，神之舍。若心生凝滞，七神离形，而脉中唯有火矣。善治斯疾者，惟在调和脾胃，使心无凝滞，或生欢欣，或逢喜事，或天气暄和②，居温和之处，或食滋味，或眼前见欲爱事，则慧然③如无病矣，盖胃中元气得舒伸故也。

『注释』

①七神：魂、魄、精、神、志、意、智。

②暄和：暖和。

③慧然：王冰注："慧然，谓清爽也。"

『按语』

本论主要阐述人的精神活动与脾胃功能的关系。东垣先生认为，心主宰全身，人的精神活动都由此出，怒、忿、悲、思、恐、惧，就会损伤人的元气，元气与阴火不两立，若元气不足，阴火炽盛，上凌于心，干扰心神，则会出现心神不宁；心神被阴火所扰，心主血脉的功能异常，不能输布营养物质到全身，元气得不到充足的营养，就会加重元气虚衰，元气愈虚则阴火愈盛。要使患者心无凝滞，重在调理脾胃，因为脾胃是人体元气生发的根本，脾胃功能正常，元气充足，则阴火可制，心神得安。

凡治病当问其所便

『原文』

《黄帝针经》云：中热消瘅①则便寒，寒中之属则便热。胃中热则消谷，令人悬心善饥，脐已上皮热；肠中热，则出黄如糜，脐已下皮寒。胃中寒，则腹胀；肠中寒，则肠鸣飧泄。

一说，肠中寒，则食已窘迫②，肠鸣切痛，大便色白。肠中寒，胃中热，则疾饥，小腹痛胀；肠中热，胃中寒，则胀而且泄。非独肠中热则泄，胃中寒传化亦泄。

胃欲热饮，肠欲寒饮，虽好恶不同，春夏先治标，秋冬先治本。衣服寒无凄怆③，暑无出汗；热无灼灼，寒无怆怆，寒温中适，故气将持，乃不致邪僻④也。

此规矩法度，乃常道也，正理也，揆度也，当临事制宜，以反常合变耳。

『注释』

①消瘅：即消渴病之中消证。

②窘迫：急迫。此处指急欲大便。

③凄怆：本指悲伤凄惨，此处指在寒冷季节穿得过少而振寒战栗。

④邪僻：邪气侵害。

『按语』

本论主要阐述医生诊治疾病时，应当注意询问患者所便。通过"问诊"，了解患者肠胃状况，对正确诊断和施治具有重要意义。同时指出，临证时要通权达变，因时因病制宜。

胃气下溜五脏气皆乱其为病互相出见论

『原文』

黄帝曰：何谓逆而乱？岐伯曰：清气在阴，浊气在阳，荣气顺脉，卫气逆行，清浊相干，乱于胸中，是为大悗。故气乱于心，则烦心密嘿[1]，俛首静伏；乱于肺，则俛仰喘喝，接手以呼；乱于肠胃，则为霍乱；乱于臂胫，则为四厥[2]；乱于头，则为厥逆，头重眩仆[3]。

『注释』

①密嘿：密，寂静、静默；嘿，用同"默"，不说话；不出声。密嘿，指沉默不语。

②四厥：杨上善《黄帝内经太素》曰："四厥，谓四肢冷，或四肢热也。"

③眩仆：指因眩晕而跌倒。

『按语』

本段论述"五乱"的病机、证候表现。此"五乱"，指清阳之气陷于下焦阴位，浊阴之气逆于上焦阳位，营卫之气违反经脉运行规律，清浊混淆，两相干扰，乱于心、肺、肠胃、臂胫、头。

『原文』

《大法》云：从下上者，引而去之。又法云：在经者，宜发之。

黄帝曰：五乱者，刺之有道乎？岐伯曰：有道以来，有道以去[1]，审知其道，是谓身宝。黄帝曰：愿闻其道。岐伯曰：气在于心者，取之手少阴心主之输神门、大陵。

滋以化源，补以甘温，泻以甘寒，以酸收之，以小苦通之，以微苦辛甘轻剂，同精导气②，使复其本位。

气在于肺者，取之手太阴荣③，足少阴输鱼际并太渊腧。

太阴以苦甘寒。乃乱于胸中之气，以分化之味去之；若成痿者，以导湿热；若善多涕，从权治以辛热。仍引胃气前出阳道，不令湿土克肾，其穴在太溪。

气在于肠胃者，取之足太阴、阳明；不下者，取之三里章门、中脘、三里。

因足太阴虚者，于募穴④中导引之于血中。有一说，腑输，去腑病也，胃虚而致太阴无所禀者，于足阳明胃之募穴中引导之。如气逆上而霍乱者，取三里，气下乃止，不下复始。

气在于头，取之天柱、大杼；不知，取足太阳荣、输通谷深，束谷深。

先取天柱、大杼，不补不泻，以导气而已。取足太阳膀胱经中，不补不泻，深取通谷、束骨。丁心火，己脾土穴中以引导去之。如用药，于太阳引经药中，少加苦寒、甘寒以导去之，清凉为之辅佐及使。

气在于臂足，取之先去血脉，后取其阳明、少阳之荣输二间、三间深取之，内庭、陷谷深取之。

视其足、臂之血络尽取之，后治其痿、厥，皆不补不泻，从阴深取，引而上之。上之者，出也，去也。皆阴火有余，阳气不足，伏匿于地中者。血，荣也，当从阴引阳，先于地中升举阳气，次泻阴火，乃导气同精之法。

黄帝曰：补泻奈何？岐伯曰：徐入徐出，谓之导气；补泻无形，谓之同精。是非有余不足也，乱气之相逆也。帝曰：允乎哉道⑤，明乎哉论，请著之玉版⑥，命曰治乱也。

『注释』

①有道以来，有道以去：马莳说："道者，脉路也。邪之来也，必有其道；则邪之去者，也必有其道。"

②同精导气：《灵枢·五乱》曰："徐入徐出，谓之导气；补泻无形，谓之同精。"

③荣：五输穴之一。十二经各有一个荣穴，即鱼际、二间、内庭、大都、少府、前谷、足通谷、然谷、劳宫、液门、侠溪、行间。

④募穴：又称腹募，指脏腑之气汇聚于胸腹部的一些特定穴位。五脏、心包络及六腑各有一个募穴，多用于诊断和治疗本脏病证。如《素问·奇病论》曰："胆虚气上溢而口为之苦，治之以胆募俞。"

⑤允乎哉道：允，使人信服；乎哉，语助词；道，方法、途径。

⑥玉版：古代用以刻字的玉片，亦泛指珍贵的典籍。

『按语』

上文论述"五乱"的治则、治法。"五乱"的治疗原则：升举清阳之气；治疗方法：以针刺为主，配以方药，"导气同精"。

本篇中主要阐述了清气在阴、浊气在阳所致"五乱"的病机、症状、诊断、治则、治法。东垣先生认为，"五乱"产生的根本原因是脾胃功能失调。

阴病治阳阳病治阴

『原文』

《阴阳应象论》云：审其阴阳，以别柔刚，阳病治阴，阴病治阳，定其血气，各守其乡，血实宜决之①，气虚宜掣引之②。

『注释』

①决之：《类经·论治类》曰："决，谓泄去其血，如决水之义。"

②气虚宜掣引之：《类经·论治类》曰："气虚者，无气之渐，无气则死矣，故当挽回气而引之使复也。如上气虚者，升而举之；下气虚者，归而纳之；中气虚者，温而补之，是皆掣引之义。"

『按语』

本段引《素问·阴阳应象大论》，阐明在论治疾病前应先审清疾病的性质属阴属阳，疾病的部位在气、在血、在表、在里、在上、在下，据此采用相应的治疗方法，如阴病治阳、阳病治阴、有瘀血者活血通瘀、气虚下陷者宜以升提。

『原文』

夫阴病在阳者，是天外风寒之邪乘中而外入，在人之背上腑腧、脏腧，是人之受天外客邪。亦有二说：中于阳则流于经。此病始于外寒，终归外热，故以治风寒之邪，治其各脏之腧，非止风寒而已。六淫暑、湿、燥、火，皆五脏所受，乃筋骨血脉受邪，各有背上五脏腧以除之。伤寒一说从仲景。中八风者，有风论；

中暑者，治在背上小肠腧；中湿者，治在胃腧；中燥者，治在大肠腧，此皆六淫客邪有余之病，皆泻在背之腑腧。若病久传变，有虚有实，各随病之传变，补泻不定，只治在背腑腧。

另有上热下寒。经曰：阴病在阳，当从阳引阴，必须先去络脉经隧①之血。若阴中火旺，上腾于天，致六阳反不衰而上充者，先去五脏之血络，引而下行，天气降下，则下寒之病自去矣，慎勿独泻其六阳。此病阳亢，乃阴火之邪滋之，只去阴火，只损血络经隧之邪，勿误也。

阳病在阴者，病从阴引阳，是水谷之寒热，感则害人六腑。又曰：饮食失节，及劳役形质，阴火乘于坤土②之中，致谷气、荣气、清气、胃气、元气不得上升，滋于六腑之阳气，是五阳之气③先绝于外，外者天也，下流伏于坤土阴火之中。皆先由喜、怒、悲、忧、恐，为五贼所伤，而后胃气不行，劳役饮食不节继之，则元气乃伤。当从胃合三里穴④中推而扬之，以伸元气，故曰从阴引阳。

『注释』

①经隧：经脉循行之路。《灵枢·玉版》曰："经隧者，五脏六腑之大络也。"
②坤土：指脾胃。
③五阳之气：五脏的阳气。
④胃合三里穴：合，指合穴。《灵枢·九针十二原》曰："所入为合。"意为脉气至此最为盛大犹如水流合入大海，故名。十二经各有一个合穴，即尺泽、曲池、足三里、阴陵泉、少海、小海、委中、阴谷、曲泽、天井、阳陵泉、曲泉。此处言胃的合穴是足三里。

『按语』

上文论述"阴病在阳、阳病在阴"的病因、病机、症状、治则、治法。
"从阳引阴"：引，引领、引出，从阳引阴指从阳分引出阴分的邪气，或从阳分引出阴分的正气。"从阴引阳"：指从阴分引出阳分的邪气，或从阴分引出阳分的正气。张介宾《类经·十二卷》注："阴阳之义，不止一端，如表里也，气血也，经络也，脏腑也……从阴引阳者，病在阳而治其阴也；从阳引阴者，病在阴而治其阳也。"

『原文』

若元气愈不足，治在腹上诸腑之募穴。若传在五脏，为九窍不通，随各窍之病，治其各脏之募穴于腹。故曰，五脏不平，乃六腑元气闭塞之所生也。又曰：

五脏不和，九窍不通，皆阳气不足，阴气有余，故曰阳不胜其阴。凡治腹之募，皆为元气不足，从阴引阳，勿误也。

若错补四末之腧，错泻四末之余，错泻者，差尤甚矣。按岐伯所说，况取穴于天上，天上者，人之背上五脏六腑之腧，岂有生者乎？兴言及此，寒心彻骨。若六淫客邪及上热下寒，筋骨皮肉血脉之病，错取穴于胃之合及诸腹之募者必危，亦岐伯之言，下工岂可不慎哉。

『按语』

上文主要阐述五脏阳气不足、阴火有余，治宜针刺腹部募穴，以引阳气上行，抑阴扶阳，不可在四肢俞穴施补泻法。

本篇中，东垣先生通过对"阴病在阳""阳病在阴"的成因、病理机制、症状表现、治疗原则、施治方法的分析，阐述《黄帝内经》"阴病在阳，从阳引阴""阳病在阴，从阴引阳"的机制。

三焦元气衰旺

『原文』

《黄帝针经》云：上气不足，脑为之不满，耳为之苦鸣，头为之倾，目为之瞑①。中气不足，溲便为之变，肠为之苦鸣。下气不足，则为痿厥心悗。补足外踝②下留之。

此三元③真气衰惫，皆由脾胃先虚，而气不上行之所致也。加之以喜、怒、悲、忧、恐，危亡速矣。

『注释』

①瞑：眼睛昏花。
②足外踝：指足太阳经昆仑穴。
③三元：指三焦元气。

『按语』

本论简要说明人体"三焦元气衰旺"的关键是脾胃功能的盛衰，三焦元气衰惫，皆由脾胃先虚，水谷精微不足以上行"注肺""归心"，加之五志过极损伤元气所致。

大肠小肠五脏皆属于胃胃虚则俱病论

『原文』

《黄帝针经》云：手阳明大肠、手太阳小肠，皆属足阳明胃。小肠之穴，在巨虚下廉，大肠之穴，在巨虚上廉，此二穴，皆在足阳明胃三里穴下也。大肠主津，小肠主液。大肠、小肠受胃之荣气，乃能行津液于上焦，溉灌皮毛，充实腠理。若饮食不节，胃气不及，大肠、小肠无所禀受，故津液涸竭焉。《内经》云：耳鸣、耳聋，九窍不利，肠胃之所生也。此胃弱不能滋养手太阳小肠、手阳明大肠，故有此证。然亦止从胃弱而得之，故圣人混言肠胃之所生也。或曰：子谓混言肠胃所生，亦有据乎？予应之曰：《玉机真藏论》云：脾不及，令人九窍不通，谓脾为死阴，受胃之阳气，能上升水谷之气于肺，上充皮毛，散入四脏；今脾无所禀，不能行气于脏腑，故有此证，此则脾虚九窍不通之谓也。虽言脾虚，亦胃之不足所致耳。此不言脾，不言肠胃，而言五脏者又何也？予谓：此说与上二说无以异也，盖谓脾不受胃之禀命，致五脏所主九窍，不能上通天气，皆闭塞不利也，故以五脏言之。此三者，止是胃虚所致耳。然亦何止于此，胃虚则五脏、六腑、十二经、十五络、四肢，皆不得营运之气，而百病生焉，岂一端能尽之乎。

『按语』

本论从胃与大肠、小肠、五脏在生理和病理上的相互联系与影响，进一步强调胃在人体生命活动中的重要作用，认为"胃虚则五脏、六腑、十二经、十五络、四肢，皆不得营运之气，而百病生焉"。

脾胃虚则九窍不通论

『原文』

真气，又名元气，乃先身生之精气也，非胃气不能滋之。胃气者，谷气也，荣气也，运气也，生气也，清气也，卫气也，阳气也。又天气、人气、地气，乃三焦之气。分而言之则异，其实一也，不当作异名异论而观之。

『按语』

本段论述了胃气与人体谷气、荣气、运气、生气、清气、卫气、阳气、三焦之气的关系，认为诸气均为胃气所滋，其实都是胃气的别称。

『原文』

饮食劳役所伤，自汗小便数，阴火乘土位，清气不生，阳道不行，乃阴血伏火。况阳明胃土，右燥左①热，故化燥火而津液不能停；且小便与汗，皆亡津液。津液至中宫变化为血也。脉者，血之腑②也。血亡则七神何依，百脉皆从此中变来也。人之百病，莫大于中风，有汗则风邪客之，无汗则阳气固密，腠理闭拒，诸邪不能伤也。

或曰：经言阳不胜其阴，则五脏气争，九窍不通；又脾不及则令人九窍不通，名曰重强；又五脏不和，则九窍不通；又头痛耳鸣，九窍不通利，肠胃之所生也。请析而解之？答曰：夫脾者，阴土也，至阴之气，主静而不动；胃者，阳土也，主动而不息。阳气在于地下，乃能生化万物。故五运③在上，六气在下。其脾长一尺，掩太仓，太仓者，胃之上口也。脾受胃禀，乃能熏蒸腐熟五谷者也。胃者，十二经之源，水谷之海也，平则万化安，病则万化危。五脏之气，上通九窍。五脏禀受气于六腑，六腑受气于胃。六腑者，在天为风、寒、暑、湿、燥、火，此无形之气也。胃气和平，荣气上升，始生温热。温热者，春夏也，行阳二十五度。六阳升散之极，下而生阴，阴降则下行为秋冬，行阴道，为寒凉也。胃既受病，不能滋养，故六腑之气已绝，致阳道不行，阴火上行。五脏之气，各受一腑之化，乃能滋养皮肤、血脉、筋骨，故言五脏之气已绝于外，是六腑生气先绝，五脏无所禀受，而气后绝矣。

肺本收下，又主五气④，气绝则下流，与脾土叠于下焦，故曰重强。胃气既病则下溜。经云：湿从下受之，脾为至阴，本乎地也，有形之土，下填九窍之源，使不能上通于天，故曰五脏不和，则九窍不通。胃者，行清气而上，即地之阳气也，积阳成天，曰清阳出上窍，曰清阳实四肢，曰清阳发腠理者也。脾胃既为阴火所乘，谷气闭塞而下流，即清气不升，九窍为之不利。胃之一腑病，则十二经元气皆不足也。气少则津液不行，津液不行则血亏，故筋骨、皮肉、血脉皆弱，是气血俱羸弱矣。劳役动作，饮食饥饱，可不慎乎。凡有此病者，虽不变易他疾，已损其天年，更加之针灸用药差误，欲不夭枉得乎？

『注释』

①左：原作"右"，据云林阁本改。

②脉者，血之腑：原作"血者，脉之腑"，据云林阁本改。

③五运：即木运、火运、土运、金运、水运的合称。木、火、土、金、水在地为五行，五行之气运化在天，故称。

④五气：燥、焦、香、腥、腐。

『按语』

本论主要阐述"脾胃虚则九窍不通"的机制。《素问·生气通天论》说："阳不胜其阴，则五脏气争，九窍不通。"《素问·通评虚实论》说："头痛耳鸣、九窍不利，肠胃之所生也。"《难经·三十七难》说："五脏不和则九窍不通。"东垣先生提出，"脾胃虚则九窍不通"。他认为，人体的元气、谷气、营气、运气、生气、清气、阳气、三焦之气等诸气虽然其名各异，但都靠胃气滋养，故实质都是胃气的别称。五脏之气通九窍，但"五脏受气于六腑，六腑受气于胃"。脾接受胃中阳气，帮助熏蒸五谷、消化食物，若脾胃功能正常，共同完成饮食物的消化吸收及其精微的输布，从而滋养全身，维持生命活动的需要，则清阳出上窍，清阳实四肢，清阳发腠理；若脾胃不足，阴火乘虚上逆，水谷精气不能上输而下流，则"清气不升，九窍不利"。"胃之一腑病，则十二经元气皆不足""胃既受病不能滋养""六腑生气先绝，五脏无所禀受"，则五脏所主的筋、骨、皮、肉、血、脉皆弱。

胃虚脏腑经络皆无所受气而俱病论

『原文』

夫脾胃虚，则湿土之气溜于脐下，肾与膀胱受邪。膀胱主寒，肾为阴火，二者俱弱，润泽之气不行。大肠者，庚也，燥气也，主津；小肠者，丙也，热气也，主液。此皆属胃，胃虚则无所受气而亦虚，津液不濡，睡觉口燥咽干，而皮毛不泽也。甲胆，风也，温也，主生化周身之血气；丙小肠，热也，主长养周身之阳气。亦皆禀气于胃，则能浮散也，升发也；胃虚则胆及小肠温热生长之气俱不足，伏留于有形血脉之中，为热病，为中风，其为病不可胜纪，青、赤、黄、白、黑五腑①皆滞。三焦者，乃下焦元气生发之根蒂，为火乘之，是六腑之气俱衰也。腑者，府库之府，包含五脏及形质之物而藏焉。且六腑之气，外无所主，内有所受。感天之风气而生甲胆，感暑气而生丙小肠，感湿化而生戊胃，感燥气而生庚大肠，感寒气而生壬膀胱，感天一②之气而生三焦，此实父气③无形也。风、寒、暑、湿、燥、火，乃温、热、寒、凉之别称也，行阳二十五度，右迁而升浮降沉之化也，其虚也，皆由脾胃之弱。

『注释』

①青、赤、黄、白、黑五腑：用五色代表五腑，即青胆、赤小肠、黄胃、白大肠、黑膀胱。

②天一：谓与天合而为一。

③父气：《医学发明》曰："三焦相火，无状有名。"

『按语』

本段从胃与大肠、小肠、膀胱、胆、三焦在生理上的相互联系和病理上的相互影响，说明胃在人体生命活动中的重要性。如在生理上，大肠主津，小肠主液，此皆属胃；胆主生化周身血气，小肠主长养周身阳气，皆禀气于胃，才能浮散、升发。在病理上，胃气虚则胆与小肠温热生长之气不足，阴火伏于血脉之中，发生热病、中风等。总之，胃虚则六腑功能俱衰。

『原文』

以五脏论之，心火亢甚，乘其脾土曰热中，脉洪大而烦闷。《难经》云：脾病，当脐有动气，按之牢①若痛。动气，筑筑然②坚牢，如有积而硬，若似痛也，甚则亦大痛，有是则脾虚病也，无则非也。更有一辨，食入则困倦，精神昏冒而欲睡者，脾亏弱也。且心火大盛，左迁入于肝木之分，风湿相搏，一身尽痛，其脉洪大而弦，时缓，或为眩运战摇③，或为麻木不仁，此皆风也。脾病，体重节痛，为痛痹，为寒痹，为诸湿痹，为痿软失力，为大疽大痛。若以辛热助邪，则为热病，为中风，其变不可胜纪。木旺运行北越④，左迁入地，助其肾水，水得子助，入脾为痰涎，自入为唾，入肝为泪，入肺为涕，乘肝木而反克脾土明矣。当先于阴分补其阳气升腾，行其阳道而走空窍，次加寒水之药降其阴火，黄蘗、黄连之类是也。先补其阳，后泻其阴，脾胃俱旺而复于中焦之本位，则阴阳气平矣。火曰炎上，水曰润下，今言肾主五液，上至头，出于空窍，俱作泣、涕、汗、涎、唾者何也？曰：病痫者，涎沫出于口，冷汗出于身，清涕出于鼻，皆阳跷、阴跷、督、冲四脉之邪上行，肾水不任煎熬，沸腾上行为之也。此奇邪为病，不系五行阴阳十二经所拘，当用督、冲、二跷、四穴中奇邪之法治之。

『注释』

①牢：沉按实大弦长，坚牢不移。
②筑筑然：脉跳动急速貌。
③战摇：颤动。
④北越：北，指肾；越，超过、过于。

『按语』

本段从脾与心、肝、肺、肾在病理上的相互影响，说明脾在人体生命活动中的重要性。如"热中"，脉洪大而烦闷，属心火乘脾土；痰涎、唾、泪、涕增多，属肾水侮脾土；头晕目眩、手足战摇、麻木不仁、脉弦缓，属肝风脾湿。东垣先生认为，诸脏病的发生多责之于脾虚，因此在治疗上先于阴分补其阳气升腾，次加寒水之药降其阴火，使脾胃俱旺而复于中焦之本位，则阴阳气平。

『原文』

五脏外有所主，内无所受。谓无所受盛，而外主皮毛、血脉、肌肉、筋骨是也，各主空窍。若胃气一虚，脾无禀受，则四脏及经络皆病焉。况脾全借胃土平和，则有所受而生荣，周身四脏皆旺，十二神守职，皮毛固密，筋骨柔和，九窍通利，外邪不能侮也。①

『注释』

①况脾全借胃土平和，则有所受而生荣，周身四脏皆旺，十二神守职，皮毛固密，筋骨柔和，九窍通利，外邪不能侮也：原作："盖脾土无阳乃死于经脉皮毛为使。建中之名，于此见焉。病有缓、急、收、散、升、降、浮、沉、涩、滑之类非一，从权立法于后。
如皮毛肌肉之不伸，无大热，不能食而渴者，加葛根五钱；燥热及胃气上冲，为冲脉所逆，或作逆气而里急者，加炒黄蘗、知母。

如觉胸中热而不渴，加炒黄芩。

如胸中结滞气涩，或有热病者，亦各加之。

如食少而小便少者，津液不足也，勿利之，益气补胃自行矣。

如气弱气短者，加人参，只升阳之剂助阳，尤胜加人参。

恶热发热而燥渴，脉洪大，白虎汤主之；或喘者，加人参。如渴不止，寒水石、石膏各等分，少少与之，即钱氏方中甘露散，主身大热而小便数，或上饮下溲，此燥热也；气燥，加白葵花；血燥，加赤葵花。

如脉弦，只加风药，不可用五苓散。

如小便行病增者，此内燥津液不能停，当致津液，加炒黄蘗、赤葵花。

如心下痞闷者，加黄连一、黄芩三，减诸甘药。

如不能食，心下软而痞者，甘草泻心汤则愈。

如喘满者，加炙厚朴。

如胃虚弱而痞者，加甘草。

如喘而小便不利者，加苦葶苈。

证中髓气平则生荣，周身及四海皆旺，十二神守职，皮毛密实，外邪不能侮也。"

该段文字与"卷一·君臣佐使法"中内容重复，故删去，为保持该版本原貌，附于文后。

『按语』

本段论述脾与胃的关系。脾需要凭借胃气平和，有所承受而生化精微，输布全身。如果胃虚，脾无禀受，则心、肝、肺、肾四脏及十二经络就会失去营养供应而发生病变。

本篇中，东垣先生主要阐述胃虚则脏腑经络不能获得充足的营养供应而导致疾病发生的机制。

胃虚元气不足诸病所生论

『原文』

夫饮食劳役皆自汗，乃足阳明化燥火，津液不能停，故汗出小便数也。邪之大者，莫若中风。风者，百病之长，善行而数变；虽然，无虚邪则风雨寒不能独伤人，必先中虚邪，然后贼邪得入矣。至于痿、厥逆，皆由汗出而得之也。

且冬阳气伏藏于水土之下，如非常泄精，阳气已竭，则春令从何而得，万化俱失所矣。在人则饮食劳役，汗下时出，诸病遂生。予所以谆谆如此者，盖亦欲人知所慎也。

『按语』

东垣先生认为，饮食劳役损伤脾胃，导致脾胃元气不足而卫阳不固，风雨寒等外邪乘虚侵入人体，就会发生疾病。如果脾胃元气盛，即使大风苛毒也不能伤人。

忽肥忽瘦论

『原文』

《黄帝针经》云：寒热少气[①]，血上下行[②]。夫气虚不能[③]寒，血虚不能热，血气俱虚，不能寒热。而胃虚不能上行，则肺气无所养，故少气；卫气既虚，不能寒也。下行乘肾肝助火为毒，则阴分气衰血亏，故寒热少气。血上下行者，足阳明胃之脉衰，则冲脉并阳明之脉，上行于其分，逆行七十二度，脉之火大旺，逆阳明脉中，血上行，其血冲满于上；若火时退伏于下，则血下行，故言血上下行，俗谓之忽肥忽瘦者是也。经曰：热伤气。又曰：壮火食气。故脾胃虚而火胜，则必少气，不能卫护皮毛，通贯上焦之气而短少也。阴分血亏，阳分气削，阴阳之分，周身血气俱少，不能寒热，故言寒热也。《灵枢经》云：上焦开发，宣五谷味，熏肤充身泽毛，若雾露之溉，此则胃气平而上行也。

『注释』

①寒热少气：寒热，指寒热往来；少气，谓气短而不通畅。《类经》曰："营主血，阴气也。病在阴分，则阳胜之，故寒热往来。阴病则阴虚，阴虚无气，故少气。"

②血上下行：《类经》曰："邪在血，故为上下妄行。所以刺营者，当刺其血分。"此处指忽肥忽瘦。

③能：通"耐"。受得住。

『按语』

本论主要阐述人体忽肥忽瘦的产生原因、调治法则。东垣先生从分析《素问·寿夭刚柔论》中"寒热少气、血上下行"的产生机制入手，他认为"寒热少气"责之于"阴分血亏，阳分气削"；"血上下行"责之于脾胃元气不足，阴火湿浊伏于血中。总之，忽肥忽瘦与胃虚有关，治宜调理脾胃，使胃气平而上行。

天地阴阳生杀之理在升降浮沉之间论

『原文』

《阴阳应象论》云：天以阳生阴长，地以阳杀阴藏。然岁以春为首，正①，正也；寅，引也。少阳之气始于泉下，引阴升而在天地人之上，即天之分，百谷草木皆甲坼②于此时也。至立夏少阴之火炽于太虚，则草木盛茂，垂枝布叶。乃阳之用，阴之体，此所谓天以阳生阴长。经言岁半以前③，天气主之，在乎升浮也。至秋而太阴之运，初自天而下逐，阴降而彻④地，则金振燥令，风厉霜飞，品物咸殒，其枝独在，若乎毫毛。至冬则少阴之气复伏于泉下，水冰地坼，万类⑤周密。阴之用，阳之体也，此所谓地以阳杀阴藏。经言岁半以后⑥，地气主之，在乎降沉也。

『注释』

①正：指农历一月。
②甲坼（chè 彻）：坼，裂开、分裂。甲坼，谓草木发芽时种子外皮裂开。
③岁半以前：农历大寒至小暑为岁半以前。
④彻：达、到。
⑤万类：万物。
⑥岁半以后：大暑至小寒节为岁半以后。

『按语』

本段论述四时天地阴阳升降浮沉生杀规律。东垣先生认为，春夏属阳，秋冬属阴。春季寒降热升，阳气升浮，万物生发；夏季火热炽盛于无垠的宇宙，万物生长繁茂，故曰"天以阳升阴长"。秋季阴降而彻地，空气干燥，风厉霜飞，草木凋零，品物咸殒；冬季阴气布散，流水成冰，万物深藏周密，故曰"地以阳杀阴藏"。

『原文』

至于春气温和，夏气暑热，秋气清凉，冬气冷冽，此则正气之序也。故曰：履端^①于始，序则不愆^②，升已而降，降已而升，如环无端，运化万物，其实一气也。设或阴阳错综，胜复之变，自此而起。万物之中，人一也，呼吸升降，效象天地，准绳阴阳。盖胃为水谷之海，饮食入胃，而精气先输脾归肺，上行春夏之令，以滋养周身，乃清气为天者也；升已而下输膀胱，行秋冬之令，为传化糟粕，转味而出，乃浊阴为地者也。

若夫顺四时之气，起居有时，以避寒暑，饮食有节，及不暴喜怒，以颐神志，常欲四时均平，而无偏胜则安。不然，损伤脾，真气下溜，或下泄而久不能升，是有秋冬而无春夏，乃生长之用，陷于殒杀之气，而百病皆起；或久升而不降亦病焉。于此求之，则知履端之义矣。

『注释』

①履端：履，行走；端，正、不偏斜。
②愆：过失。

『按语』

上文主要论述人与天地相应。东垣先生认为，四季有春温、夏热、秋凉、冬寒的正常气候次序，人是万物之一，也效法四时天地阴阳，饮食入胃，化生精微上输于脾，脾气散精上归于肺，如同春升上浮的阳气，滋养周身，就是清气上升为天；清气升则浊阴降，肺气清肃，通调水道，下输膀胱，食物糟粕传化而出，就是浊气下降为地。同时，东垣先生提出，人们要保持身体健康，需要做到适应四时气候变化、起居有时、避免寒暑刺激、饮食有节、心情愉悦。

本篇主要阐述人与自然的关系。东垣先生认为，自然界有天地阴阳升降浮沉生杀规律、四时寒热温凉气候变化次序，人的生理活动与天地相应。

阴阳寿夭论

『原文』

《五常政大论》云：阴精所奉其人寿，阳精所降其人夭[①]。夫阴精所奉者，上奉于阳，谓春夏生长之气也；阳精所降者，下降于阴，谓秋冬收藏之气也。且如地之伏阴，其精遇春而变动，升腾于上，即曰生发之气；升极而浮，即曰蕃秀[②]之气，此六气右迁于天，乃天之清阳也。阳主生，故寿。天之元阳，其精遇秋而退，降坠于下，乃为收敛殒杀之气；降极而沉，是为闭藏之气，此五运左迁入地，乃地之浊阴也。阴主杀，故夭。

根于外者，名曰气立[③]，气止则化绝；根于内[④]者，名曰神机，神去则机息。皆不升而降也。地气者，人之脾胃也，脾主五脏之气，肾主五脏之精，皆上奉于天。二者俱主生化，以奉升浮，是知春生夏长，皆从胃中出也。故动止[⑤]饮食，各得其所，必清必净，不令损胃之元气，下乘肾肝，及行秋冬殒杀之令，则亦合于天数[⑥]耳。

『注释』

①阴精所奉其人寿，阳精所降其人夭：王冰注："阴精所奉，高之地也；阳精所奉，下之地也。阴方之地，阳不妄泄，寒气外持，邪不数中，而正气坚守，故寿延。阳方之地，阳气耗散，发泄无度，风湿数中，真气倾竭，故夭折。"

②蕃秀：繁茂秀美。王冰注："蕃，茂也；秀，华也，美也。"

③根于外者，名曰气立：气，谓生气；立，谓确立、独立、健全。王冰说："根于外者，生源系地，故其所生长化成收藏，皆为造化之气所成立。"

④根于内：根，依靠、依赖；内，脾胃化生水谷之精气。

⑤动止：起居作息。

⑥天数：指生命过程中生长、盛壮、衰老的自然过程。

『按语』

本论东垣先生以解释《素问·五常政大论》中"阴精所奉其人寿，阳精所降其人夭"作为切入点，阐述了自然界阴阳升降对人体生命的影响，认为人体适应自然规律，就能延长寿命，违背自然规律就会导致疾病的发生甚至失去性命。进一步联系到人体自身，认为人体内阴阳升降作用对生命的长短影响也是很大的，其关键是脾胃，"地气者人之脾胃也，脾主五脏之气"，还应当注意到"肾主五脏之精"，二者皆上奉于天，主生化以奉升浮，像自然界春生夏长的生发之气，而上奉的精气都来自胃中水谷，由此也表明了脾胃的重要作用。提示人们，要起居有时、饮食有节，"不令损胃之元气，下乘肾肝，及行秋冬殒杀之令"，才能保持生命适应自然发展规律长寿而不夭折。

五脏之气交变论

『原文』

《五脏别论》云：五气入鼻，藏于心肺。《难经》云：肺主鼻，鼻和则知香臭。洁古云：视听明而清凉，香臭辨而温暖。此内受天之气，而外利于九窍也。夫三焦之窍开于喉，出于鼻。鼻乃肺之窍，此体也；其闻香臭者，用也。心主五臭[①]，舍于鼻。盖九窍之用，皆禀长生为近。心，长生于酉，酉者肺，故知鼻为心之所用，而闻香臭也。耳者，上通天气，肾之窍也，乃肾之体，而为肺之用，盖肺长生于子，子乃肾之舍，而肺居其中，而能听音声也。

一说，声者天之阳，音者天之阴。在地为五律，在人为喉之窍，在口乃三焦之用。肺与心合而为言出于口也，此口心之窍开于舌为体，三焦于肺为用，又不可不知也。肝之窍通于目，离为火，能耀光而见物，故分别五色也，肝为之舍。肾主五精，鼻藏气于心肺，故曰主百脉而行阳道。经云：脱气者目盲，脱精者耳聋，心肺有病而鼻为之不利。此明耳、目、口、鼻为清气所奉于天，而心劳胃损则受邪也。

『注释』

①五臭：臊臭、腥臭、焦臭、香臭、腐臭。

『按语』

本论主要从五脏与九窍的关系，说明从外观察九窍，可知五脏之气的交错变化。东垣先生认为，五脏与九窍既有直接关系，如脾与口、肝与目、肺与鼻，又有间接关系，如"心主五臭，舍于鼻"，肺主五声而耳听五音；另有取类比象，如取材于以竹管或铜管制成五律，能发出清浊高低的声音，人的喉管也是发声之窍，"口心之窍开于舌为体，三焦于肺为用"。通过观察九窍，就可以了解五脏之气，如"脱气者目盲，脱精者耳聋，心肺有病而鼻为之不利"。

阴阳升降论

『原文』

《易》曰：两仪生四象，乃天地气交，八卦是也。在人则清浊之气皆从脾胃出，荣气荣养周身，乃水谷之气味化之也。

清阳为天清阳成天，地气上为云，天气下为雨。水谷之精气也，气海也，七神也，元气也，父①也。清中清者，清肺以助天真②。清阳出上窍耳、目、口、鼻之七窍是也。清中浊者，荣华腠理。清阳发腠理毛窍也。清阳实四肢真气充实四肢。浊阴为地垒阴成地。云出天气，雨出地气。五谷五味之精，是五味之化也。血荣也，维持神明也，血之府会也，母③也。浊中清者，荣养于神降至中脘而为血，故曰心主血，心藏神。浊阴出下窍前阴膀胱之窍也。浊中浊者，坚强骨髓。浊阴走五脏散于五脏之血也，养血脉，润皮肤、肌肉、筋者是也，血生肉者此也。浊阴归六腑谓毛脉合精，经气归于腑者是也。

天气清静光明者也，藏德不止④，故不下也。天明则日月不明，邪害空窍，阳气者闭塞，地气者冒明⑤。云雾不精⑥，则上应白露不下；交通不表⑦，万物命故不施⑧，不施则名木多死。恶气不发，风雨不节，白露不下，则菀槁⑨不荣；贼风数至，暴雨数起，天地四时不相保⑩，与道相失，则未央⑪绝灭。唯圣人从之，故身无奇病⑫，万物不失，生气不竭。

此说人之不避大寒伤形，大热伤气，四时节候变更之异气，及饮食失节，妄作劳役，心生好恶，皆令元气不行，气化为火，乃失生夭折之由耳。

『注释』

①父：指万物化生之本。
②天真：真气。
③母：指营血。
④藏德不止：德，指天地化育万物的功能。《类经》曰："天德不露，故曰藏

德；健运不息，故日不止。"

⑤地气者冒明：指地所秉持的阴气遮蔽阳光。冒，蒙蔽、覆盖。

⑥云雾不精：指云雾弥漫，日光不清明。精，指清明。

⑦交通不表：交通，天地之气的交流；表，表现、显露。

⑧万物命故不施：指万物的生命不能延续。

⑨菀槁：菀，通"蕴"，蕴积、郁结之意，王冰注："菀，谓蕴积也。"

⑩天地四时不相保：四时阴阳紊乱，不循正常次序。

⑪未央：不久。

⑫奇病：奇，《黄帝内经素问校义》曰："奇当作苛，字形相近而误。"

『按语』

本论主要阐明自然界存在"清阳为天，浊阴为地；清阳之气升，浊阴之气降"的阴阳升降规律。而这一规律也同样适用于人类，"在人则清浊之气皆从脾胃出，荣气荣养周身，乃水谷之气味化之也"。自然界的清阳之气上升为天，在人则指脾胃中水谷之精气，清中清者，上输于肺，清阳出上窍；清中浊者，荣华腠理，充养四肢。自然界的浊阴下降为地，在人则指脾胃中水谷之精气，浊中清者，化赤为血，浊中浊者，坚强骨髓，流注于五脏六腑；糟粕排出体外。并且指出，如果不避寒冷刺激而伤形，不避炎热刺激而伤元气，遇四时节候变更之异气，饮食不节，劳役过度，心生好恶，就会损伤脾胃，导致元气不足，阴火上逆，"乃生夭折之由耳"。

调理脾胃治验 治法用药若不明升降浮沉差互反损论

『原文』

予病脾胃久衰，视听半失①，此阴盛乘阳，加之气短，精神不足，此由弦脉令虚，多言之过，皆阳气衰弱，不得舒伸，伏匿于阴中耳。

癸卯岁六七月间，淫雨阴寒，逾月不止，时人多病泄利，湿多成五泄②故也。一日，予体重、肢节疼痛，大便泄并下者三③，而小便闭塞。思其治法，按《内经·标本论》：大小便不利，无问标本，先利大小便。又云：在下者，引而竭之④，亦是先利小便也。又云：诸泄利，小便不利，先分利之。又云：治湿不利小便，非其治也。皆当利其小便，必用淡味渗泄之剂以利之，是其法也。噫！圣人之法，虽布在方册，其不尽者，可以求责耳。今客邪寒湿之淫，从外而入里，以暴加之，若从已上法度，用淡渗之剂以除之，病虽即已，是降之又降，是复益其阴，而重竭其阳气矣，是阳气愈削，而神愈短矣，是阴重强而阳重衰矣，反助其邪之谓也。故必用升阳风药即差⑤。以羌活、独活、柴胡、升麻各一钱，防风根截半钱，炙甘草根截半钱，同㕮咀，水四中盏，煎至一盏，去粗，稍热服。大法云：湿寒之胜，助风以平之。又曰：下者举之，得阳气升腾而去矣。又法云：客者除之，是因曲而为之直也。夫圣人之法，可以类推，举一而知百病者，若不达升降浮沉之理，而一概施治，其愈者幸也。

『注释』

①视听半失：视力和听力减退一半。

②五泄：《难经·五十七难》曰："泄凡有五，其名不同，有胃泄，有脾泄，有大肠泄，有小肠泄，有大瘕泄，名曰后重。"

③三："弎"的今字。多次、再三。

④在下者，引而竭之：《内经知要》曰："下者，病在下焦。竭者，下也，引其气液就下也，通利二便是也。"

⑤差：病除。

『按语』

上文东垣先生根据自身体验论述了脾胃气虚，元气不足，遇长夏雨水过多，感受寒湿之邪，而致泄泻的治疗法则。通常在治疗上采用利小便以止泻，如《素问·标本病传论》曰："治湿不利小便，非其治也。"东垣先生认为，利小便只是治疗泄泻诸方法之一，倘若患者阳虚气陷，用淡渗利水药利小便，"是降之又降，是复益其阴而重竭其阳气矣，是阳气愈削"，反助邪气。他主张用升阳风药，如羌活、独活、柴胡、升麻、防风之类，使清气得升而阳气得伸，并且认为，举此一例，不但适用于脾虚泄泻的治疗，也适用于其他多种疾病的治疗。

『原文』

戊申六月初，枢判白文举年六十二，素有脾胃虚损病，目疾时作，身面目睛俱黄，小便或黄或白，大便不调，饮食减少，气短上气，怠惰嗜卧，四肢不收。

至六月中，目疾复作，医以泻肝散[1]下数行，而前疾增剧。予谓大黄、牵牛，虽除湿热，而不能走经络，下咽不入肝经，先入胃中。大黄苦寒，重虚其胃；牵牛其味至辛，能泻气，重虚肺本，嗽大作，盖标实不去，本虚愈甚。加之适当暑雨之际，素有黄证之人，所以增剧也。此当于脾胃肺之本脏，泻外经中之湿热，制清神益气汤主之而愈。

清神益气汤

茯苓　升麻已上各二分　泽泻　苍术　防风已上各三分　生姜五分

此药能走经，除湿热而不守，故不泻本脏，补肺与脾胃本中气之虚弱。

青皮一分　橘皮　生甘草　白芍药　白术已上各二分　人参五分

此药皆能守本而不走经。不走经者，不滋经络中邪；守者，能补脏之元气。

黄檗一分　麦门冬　人参已上各二分　五味子三分

此药去时令浮热湿蒸

上件，剉，如麻豆大。都作一服，水二盏，煎至一盏，去粗，稍热空心服。

火炽之极，金伏[2]之际，而寒水绝体[3]，于此时也，故急救之以生脉散[4]，除其湿热，以恶其太甚。肺欲收，心苦缓，皆酸以收之。心火盛则甘以泻之，故人参之甘，佐以五味子之酸。孙思邈云：夏月常服五味子，以补五脏气是也。麦门冬之微苦寒，能滋水之源于金之位，而清肃肺气，又能除火刑金之嗽，而敛其痰邪。复微加黄檗之苦寒，以为守位，滋水之流，以镇坠其浮气，而除两足之痿弱也。

『注释』

①泻肝散：见《太平圣惠方》。药物组成：甘菊花、决明子、黄芩、升麻、枳壳、防风、山栀、黄连、大黄、犀角屑、炙甘草、马牙硝、冰片、麝香。主治：肝实热，心膈壅滞，虚烦。

②金伏：据《史记·秦本纪》载：木火金水四气代谢皆以相生，至立秋以金代火。故庚日必伏，称为"金伏"。

③绝体：离开人体。

④生脉散：见《医学启源》。药物组成：人参、麦冬、五味子。主治：气阴两伤、肢体倦怠，气短口渴、汗多脉虚；或久咳肺虚，气阴两亏，干咳少痰，食少消瘦，虚热喘促，气短自汗，口干舌燥，脉细弱。

『按语』

上文论述清神益气汤的组成、主治病证、方解。东垣先生创制清神益气汤，主要用于治疗素有脾胃虚损而患肝病，出现眼疾、黄疸者。东垣先生认为，有些医生治疗该证时，见患者有眼疾，便采用"泻肝散"治疗，非但未愈，病情更加严重，其原因是患者脾胃虚弱，而"泻肝散"中的大黄、牵牛为苦寒泻下药，虽能除湿热，但苦寒伤胃，导致标病未除而正气更虚。因此对该证的治疗，应当注重补脾胃肺脏之虚，兼泻经络湿热，标本兼治，治宜清神益气汤，补脾胃、升阳气、清湿热。

『原文』

范天騋之内[①]，素有脾胃之证，时显烦躁，胸中不利，大便不通。初冬出外而晚归，为寒气怫郁[②]，闷乱大作，火不得伸故也。医疑有热，治以疏风丸[③]，大便行而病不减。又疑药力小，复加至七八十丸，下两行，前证仍不减，复添吐逆，食不能停，痰唾稠粘，涌出不止，眼黑头旋，恶心烦闷，气短促上喘无力，不欲言，心神颠倒，兀兀[④]不止，目不敢开，如在风云中，头苦痛如裂，身重如山，四肢厥冷，不得安卧。予谓前证乃胃气已损，复下两次，则重虚其胃，而痰厥头痛作矣。制半夏白术天麻汤主之而愈。

半夏白术天麻汤

黄檗二分　干姜三分　天麻　苍术　白茯苓　黄芪　泽泻　人参已上各五分
白术　炒曲已上各一钱　半夏汤洗七次　大麦蘖面　橘皮已上各一钱五分

上件㕮咀，每服半两，水二盏，煎至一盏，去粗，带热服，食前。此头痛苦甚，谓之足太阴痰厥头痛，非半夏不能疗；眼黑头旋，风虚内作，非天麻不能除；其苗为定风草，独不为风所动也。黄芪甘温，泻火补元气；人参甘温，泻火补中益气；二术俱甘苦温，甘除湿、补中益气；泽、苓利小便导湿；橘皮苦温，益气调中升阳；曲消食，荡胃中滞气；大麦蘖面宽中助胃气；干姜辛热，以涤中寒；黄檗苦大寒，酒洗以主冬天少火在泉[⑤]发躁也。

『注释』

①内：妻子。
②怫郁：郁结不舒。

③疏风丸：《圣济总录》载"疏风散"，药物组成：牵牛子、大黄、陈橘皮、槟榔。主治：三焦气约，大小便不通。

④兀兀：昏沉貌。

⑤少火在泉：少火，谓滋生元气之火；在泉，即在下。

『按语』

上文论述半夏白术天麻汤的组成、主治病证、方解。东垣先生创制半夏白术天麻汤，主要用于治疗素有脾胃虚弱，外感风寒之邪，出现"时显烦躁，胸中不利，大便不通"，医生治以疏风丸，苦寒疏利，导致患者胃气重虚，病情加重，复添吐逆，食不能停，痰唾稠黏，涌出不止，眼黑头眩，恶心烦闷，气短促上喘无力，不欲言，心神颠倒，兀兀不止，目不敢开，如在风云中，头苦痛如裂，身重如山，四肢厥冷，不得安卧。该方重在调理脾胃。

『原文』

戊申有一贫士，七月中病脾胃虚弱，气促憔悴，因与人参芍药汤。

人参芍药汤

麦门冬二分　当归身　人参已上各三分　炙甘草　白芍药　黄芪已上各一钱　五味子五个

上件㕮咀，分作二服，每服用水二盏，煎至一盏，去相，稍热服。既愈。继而冬居旷室，卧热炕，而吐血数次。予谓此人久虚弱，附脐有形，而有大热在内，上气不足，阳气外虚，当补表之阳气，泻里之虚热。冬居旷室，衣服复单薄，是重虚其阳。表有大寒，壅遏里热，火邪不得舒伸，故血出于口。因思仲景太阳伤寒，当以麻黄汤发汗，而不与之，遂成衄血，却与之立愈，与此甚同，因与麻黄人参芍药汤。

麻黄人参芍药汤

人参益三焦元气不足而实其表也　麦门冬已上各三分　桂枝以补表虚　当归身和血养血，各五分　麻黄去其外寒　炙甘草补其脾　白芍药　黄芪已上各一钱　五味子二个，安其肺气

上件㕮咀，都作一服，水三盏，煮麻黄一味，令沸，去沫，至二盏，入余药，

同煎至一盏，去粗，热服，临卧。

『按语』

上文论述人参芍药汤、麻黄人参芍药汤的组成、主治病证。东垣先生创制此二方，前者用于治疗脾胃虚弱、气促憔悴者，该方重在补中益气、养胃生津；后者用于治疗脾胃虚弱，元气不足，阴火内盛，复因寒邪外束，阳气不能逾越，引发体内阴火上冲，迫血妄行，出现衄血者，该方重在补益脾胃元气，辅以解表寒。

『原文』

升阳散火汤

治男子妇人四肢发热，肌热，筋痹①热，骨髓中热，发困，热如燎②，扪之烙手，此病多因血虚而得之。或胃虚过食冷物，抑遏阳气于脾土，火郁则发之。

生甘草二钱　防风二钱五分　炙甘草三钱　升麻　葛根　独活　白芍药　羌活　人参以上各五钱　柴胡八钱

上件㕮咀，每服秤半两，水三大盏，煎至一盏，去粗，稍热服。忌寒凉之物，及冷水月余。

『注释』

①筋痹：《素问·长刺节论》曰："病在筋，筋挛节痛，不可以行，名曰筋痹。"
②燎：火烧。

『按语』

上文论述升阳散火汤的组成、功用、主治病证。东垣先生创制升阳散火汤，主要用于治疗血虚或胃虚过食冷物导致元气运行郁滞不畅，阳气抑遏脾胃，出现的各种发热证。该方根据《素问·六元正纪大论》"火郁发之"的原则，补益中气、升发脾阳、发散郁火，实现退热作用。

『原文』

安胃汤

治因饮食汗出，日久心中虚，风虚邪令人半身不遂，见偏风①痿痹之证，当先除其汗，慓悍之气，按而收之。

黄连拣净，去须　　五味子去子　　乌梅去核　　生甘草已上各五分　熟甘草三分　升麻梢二分

上㕮咀，分作二服，每服水二盏，煎至一盏，去相，温服，食远。忌湿面、酒、五辛②、大料物之类。

『注释』

①偏风：偏枯的别称。《诸病源候论·风病诸候》曰："偏风者，风邪偏客于身一边也。人体有偏虚者，风邪乘虚而伤之，故为偏风也。"

②五辛：葱、椒、姜、蒜、薤。

『按语』

上文论述安胃汤的组成、功用、主治病证。东垣先生创制安胃汤，主要用于治疗汗出中虚、虚风内动，出现偏风痿痹之证。该方重在酸收敛汗、清火生津，汗不外泄则阴津内守，诸证则愈。

『原文』

清　胃　散

治因服补胃热药，而致上下牙痛不可忍，牵引头脑满热，发大痛，此足阳明别络入脑也。喜寒恶热，此阳明经中热盛而作也。

真生地黄　　当归身已上各三分　　牡丹皮半钱　　黄连拣净，六分。如黄连不好，更加二分；如夏月倍之。大抵黄连临处增减无定　升麻一钱

上为细末，都作一服，水一盏半，煎至七分，去相，放冷服之。

『按语』

上文论述清胃汤的组成、主治病证。东垣先生创制清胃汤，主要用于治疗因服补胃热药所致胃热上冲，出现上下牙痛不可忍、牵引头脑满热、其齿喜寒恶热者。该方重在清胃凉血，使上攻之火热从泻火而降，血热从甘凉滋润清除。

『原文』

清 阳 汤

治口喎[1]，颊腮急紧，胃中火盛，必汗不止而小便数也。

红花　酒黄檗　桂枝已上各一分　生甘草　苏木已上各五分　炙甘草一钱　葛根一钱五分　当归身　升麻　黄芪已上各二钱

上件㕮咀，都作一服，酒三大盏，煎至一盏三分，去柤，稍热服，食前。服讫，以火熨摩紧结处而愈。夫口喎筋急者，是筋脉血络中大寒，此药以代燔针劫刺[2]破血以去其凝结，内则泄冲脉中之火炽。

『注释』

①口喎（wāi 歪）：亦称口僻。《诸病源候论·风口喎候》曰："风邪入于足阳明手太阳之经，遇寒则筋急引颊，故使口喎僻，言语不正，而目不能平视，诊脉浮而迟者可治。"

②燔针劫刺：燔针，即火针；劫刺，针刺即出，即疾刺疾出的刺法。

『按语』

上文论述清阳汤的组成、功用、主治病证。东垣先生创制清阳汤，主要用于治疗胃中火盛，汗出表虚，"筋脉血络中大寒"，出现口角喎斜、颊腮急紧、汗泄不止、小便频数者。该方活血通络、升阳散火。同时，配合火熨颊腮急紧，除血络之寒邪。

『原文』

胃 风 汤

治虚风证，能食，麻木，牙关急搐，目内蠕眴，胃中有风，独面肿。

蔓荆子一分　干生姜二分　草豆蔻　黄檗　羌活　柴胡　藁本已上各三分　麻黄五分，不去节　当归身　苍术　葛根已上各一钱　香白芷一钱二分　炙甘草一钱五分升麻二钱　枣四枚

上件剉如麻豆大，分二服，每服水二盏，煎至一盏，去柤，热服，食后。

『 按语 』

上文论述胃风汤的组成、主治病证。东垣先生创制胃风汤，主要用于治疗胃气虚，胃阳不振，郁而化火生风之虚风证。该方升发胃阳、补虚通络。

本段为东垣先生本身体验及临床诊治病例所得体会，他认为，人与天地相应，自然界有阴阳升降规律，人体内也存在阴阳升降规律，当患病用药时，若不了解自然界、人体、药物所主升降浮沉之理，违反了阴阳升降规律，就会造成治疗上的错误。而且，东垣先生临证用药十分重视人体内阴阳升降的重要枢纽——脾胃。

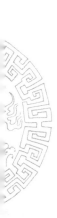

卷　四

阳明病湿胜自汗论

『原文』

　　或曰：湿之与汗，阴乎阳乎？曰：西南坤土也，脾胃也。人之汗，犹天地之雨也。阴滋其湿，则为雾露为雨也。阴湿寒，下行之地气也。汗多则亡阳，阳去则阴胜也，甚为寒中。湿胜则音声如从瓮中出[1]，湿若中水也。相家有说，土音如居深瓮中，言其壅也，远也，不出也，其为湿审[2]矣。又知此二者，一为阴寒也。《内经》曰：气虚则外寒，虽见热中[3]，蒸蒸为汗，终传大寒。知始为热中，表虚亡阳，不任外寒，终传寒中，多成痹寒矣。色以候天，脉以候地。形者，乃候地之阴阳也，故以脉气候之，皆有形无形可见者也。

调　卫　汤

　　治湿胜自汗，补卫气虚弱，表虚不任外寒。

　　苏木　红花已上各一分　猪苓二分　麦门冬　生地黄已上各三分　半夏汤洗七次　生黄芩　生甘草　当归梢已上各五分　羌活七分　麻黄根　黄芪已上各一钱　五味子七枚

　　上㕮咀，如麻豆大，作一服，水二盏，煎至一盏，去粗，稍热服。中风证必自汗，汗多不得重发汗，故禁麻黄而用根节[4]也。

『注释』

　　[1]瓮中出：谓声音变沉。
　　[2]审：明白、清楚。
　　[3]热中：胃中热盛。
　　[4]禁麻黄而用根节：麻黄，药用其草质茎，有发汗作用；麻黄根，药用其根节，有止汗作用。

『按语』

本论主要阐述阳明病湿胜自汗的病机、治则、方药。东垣先生认为，湿与汗其病机同属"阴寒"。如"汗多亡阳，阳去则阴胜""始为热中，表虚亡阳，不任外寒，终传寒中，多成痹寒矣"。治宜调卫汤，补卫固表、生津和血。

湿热成痿肺金受邪论

『原文』

六七月之间，湿令大行，子能令母实而热旺，湿热相合，而刑庚大肠，故寒凉以救之。燥金受湿热之邪，绝寒水生化之源，源绝则肾亏，痿厥之病大作，腰以下痿软瘫痪，不能动，行走不正，两足欹侧，以清燥汤主之。

清 燥 汤

黄连去须　酒黄蘗　柴胡已上各一分　麦门冬　当归身　生地黄　炙甘草　猪苓　曲已上各二分　人参　白茯苓　升麻已上各三分　橘皮　白术　泽泻已上各五分　苍术一钱　黄芪一钱五分　五味子九枚

上㕮咀，如麻豆大，每服半两，水二盏半，煎至一盏，去粗，稍热，空心服。

『按语』

上文论述清燥汤的组成、主治病证。东垣先生创制清燥汤，主要用于治疗长夏湿盛，湿郁化热，湿热壅肺，母病及子，上源竭而肾亏，导致痿厥。该方清热燥湿、益气养阴。

『原文』

助阳和血补气汤

治眼发后，上热壅，白睛红，多眵泪，无疼痛而瘾涩难开，此服苦寒药太过，而真气不能通九窍也，故眼昏花不明，宜助阳和血补气。

香白芷二分　蔓荆子三分　炙甘草　当归身酒洗　柴胡已上各五分　升麻　防风已上各七分　黄芪一钱

上㕮咀，都作一服，水一盏半，煎至一盏，去柤，热服，临卧。避风处睡，忌风寒及食冷物。

『按语』

上文论述助阳和血补气汤的组成、功用、主治病证。东垣先生创制助阳和血补气汤，主要用于治疗眼病发作，邪热壅于上，出现白睛红，多眵泪，无疼痛而瘾涩难开者，误服过量苦寒药物，损伤脾胃，清阳被遏，不能通上窍而见眼昏花不明。该方助清阳上升、补气和血。

『原文』

升 阳 汤

治一日大便三四次，溏而不多，有时泄泻，腹中鸣，小便黄。

柴胡　益智仁　当归身　橘皮已上各三分　升麻六分　甘草二钱　黄芪三钱　红花少许

上㕮咀，分作二服，每服二大盏，煎至一盏，去柤，稍热服。

『按语』

上文论述升阳汤的组成、主治病证。东垣先生创制升阳汤，主要用于治疗脾胃虚弱，受纳和运化功能障碍，导致升清降浊失司，出现一日大便三四次，溏而不多，有时泄泻，腹中鸣，小便黄。该方补中益气、升清降浊。

『原文』

升阳除湿汤

治脾胃虚弱，不思饮食，肠鸣腹痛，泄泻无度，小便黄，四肢困弱。

甘草　大麦蘖面如胃寒腹鸣者加　陈皮　猪苓已上各三分　泽泻　益智仁　半夏　防风　神曲　升麻　柴胡　羌活已上各五分　苍术一钱

上㕮咀，作一服，水三大盏，生姜三片，枣一枚，同煎至一盏，去柤，空心服。

『按语』

上文论述升阳除湿汤的组成、主治病证。东垣先生创制升阳除湿汤，主要用于治疗脾虚湿胜所致不思饮食，肠鸣腹痛，泄泻无度，小便黄，四肢困弱。该方升阳除湿、和中止泻。

『原文』

益胃汤

治头闷，劳动则微痛，不喜饮食，四肢怠惰，躁热短气，口不知味，肠鸣，大便微溏黄色，身体昏闷，口干不喜食冷。

黄芪　甘草　半夏已上各二分　黄芩　柴胡　人参　益智仁　白术已上各三分　当归梢　陈皮　升麻已上各五分　苍术一钱五分

上㕮咀，作一服，水二大盏，煎至一盏，去粗，稍热服，食前。忌饮食失节，生冷、硬物、酒、湿面。

『按语』

上文论述益胃汤的组成、主治病证。东垣先生创制益胃汤，主要用于治疗饮食劳倦损伤脾胃，脾胃虚弱，受纳和运化功能失职，胃中清阳不升反而下陷，出现头闷、劳动则微痛、不喜饮食、四肢怠惰、燥热短气、口不知味、肠鸣，大便微溏黄色、身体昏闷、口干不喜食冷物。该方补中益气，升阳和胃。

『原文』

生姜和中汤

治食不下，口干虚渴，四肢困倦。

生甘草　炙甘草已上各一分　酒黄芩　柴胡　橘皮已上各二分　升麻三分　人参　葛根　藁本　白术已上各五分　羌活七分　苍术一钱　生黄芩二钱

上㕮咀，作一服，水二盏，生姜五片，枣二枚，劈开，同煎至一盏，去粗，稍热服之，食前。

『按语』

上文论述生姜和中汤的组成、主治病证。东垣先生以此方治疗脾虚湿困，出现食不下、口干虚渴、四肢困倦者。该方健脾燥湿、升清降浊。

『原文』

强 胃 汤

治因饮食劳役所伤，腹胁满闷短气，遇春口淡无味，遇夏虽热而恶寒，常如饱，不喜食冷物。

黄蘗　甘草已上各五分　升麻　柴胡　当归身　陈皮已上各一钱　生姜　曲已上各一钱五分　草豆蔻二钱　半夏　人参已上各三钱　黄芪一钱

上㕮咀，每服三钱，水二大盏，煎至一盏，去柤，温服，食前。

『按语』

上文论述强胃汤的组成、主治病证。东垣先生创制强胃汤，主要用于治疗饮食劳役损伤脾胃，脾失升清与运化，胃失受纳与和降，出现腹胁满闷、短气不足以息、遇春口淡无味、遇夏虽热而恶寒、常如饱、不喜食冷物。该方补中益气、升举清阳、温中燥湿、行气和血。

文中"遇春口淡无味"是由于胃虚，至春天，胃中阳气当升不升，胃气上行津液不足，则口中津少无味；"遇夏虽热而恶寒"，是由于胃虚，至夏天，胃中阳气当长不长，则时令虽热而其人恶寒。

『原文』

温 胃 汤

专治服寒药多，致脾胃虚弱，胃脘痛。

人参　甘草　益智仁　缩砂仁　厚朴已上各二分　白豆蔻　干生姜　泽泻　姜黄已上各三分　黄芪　陈皮已上各七分

上件为极细末，每服三钱，水一盏，煎至半盏，温服，食前。

『按语』

上文论述温胃汤的组成、主治病证。东垣先生创制温胃汤，主要用于治疗服用寒药过多，损伤脾胃阳气，导致脾胃虚弱，胃脘疼痛。该方补中益气、温胃宽中。

唐代医家孙思邈所著《备急千金要方》也载有"温胃汤"，主要用于治疗胃气不平，时胀咳，不能食。药物组成：附子、当归、厚朴、人参、橘皮、芍药、甘草各一两，干姜五分，川椒三合。

『原文』

和 中 丸

人参　干生姜　橘红已上各一钱　干木瓜二钱　炙甘草三钱

上为细末，蒸饼为丸，如梧桐子大，每服三五十丸，温水送下，食前服。

『按语』

上文论述和中丸的组成、制法、服法。东垣先生创制和中汤，并未论及主治病证，从方中所用药物分析，当具有补益脾胃之功，可用于治疗脾胃虚弱食少之证。

『原文』

藿香安胃散

治脾胃虚弱，不进饮食，呕吐不待腐熟。

藿香　丁香　人参已上各二钱五分　橘红五钱

上件四味为细末，每服二钱，水一大盏，生姜一片，同煎至七分，和相冷服，食前。

『按语』

上文论述藿香安胃散的组成、主治病证。东垣先生创制藿香安胃散，主要用于治疗脾胃虚寒，食欲不振，呕吐物含未消化食物残渣者。该方醒脾和胃、温中化浊。

『原文』

异 功 散

治脾胃虚冷，腹鸣，腹痛，自利，不思饮食。

人参　茯苓　白术　甘草　橘皮已上各五分

上为粗散，每服五钱，水二大盏，生姜三片，枣二枚，同煎至一盏，去相，温服，食前。先用数服，以正其气。

『按语』

上文论述异功散的组成、主治病证。东垣先生以此方治疗脾胃虚冷、腹鸣、腹痛、自利、不思饮食者。该方健脾、益气、和胃。

本篇中，只有清燥汤用于治疗湿热郁蒸，上源竭而肾亏，发为痿厥之证，其他诸方与湿热成痿无关，所治属脾胃虚弱诸病。

饮食伤脾论

『原文』

《四十九难》曰：饮食劳倦则伤脾。又云：饮食自倍，肠胃乃伤。肠澼为痔①。夫脾者，行胃津液，磨胃中之谷，主五味也。胃既伤，则饮食不化，口不知味，四肢倦困，心腹痞满，兀兀欲吐而恶食，或为飧泄，或为肠澼，此胃伤脾亦伤明矣。大抵伤饮伤食，其治不同。伤饮者无形之气也，宜发汗、利小便，以导其湿；伤食者有形之物也，轻则消化，或损其谷，此最为妙也，重则方可吐下。今立数方，区分类析，以列于后。

五 苓 散

治烦渴饮水过多，或水入即吐，心中淡淡②，停湿在内，小便不利。

桂一两　茯苓　猪苓　白术已上各一两五钱　泽泻二两五钱

上为细末，每服二钱，热汤调服，不拘时候，服讫，多饮热汤，有汗出即愈。

如瘀热在里，身发黄瘅③，浓煎茵陈汤④调下，食前服之。

如瘅发渴，及中暑引饮，亦可用水调服。

『注释』

①饮食自倍，肠胃乃伤：见于《素问·痹论》。肠澼为痔：见于《素问·生气通天论》。二者均未见于《难经》。

②淡淡：水波动貌。

③黄瘅：即黄疸。主要表现为目黄、皮肤黄、小便黄。《素问·平人气象论》曰："溺黄赤安卧者，黄疸。"

④茵陈汤：出自《伤寒论》。药物组成：茵陈、栀子、大黄。主治：湿热黄疸，一身面目尽黄，黄色鲜明，发热，但头汗出，身无汗，口渴，腹微满，大便秘，小便短赤。

『按语』

本论主要阐述饮食不节损伤脾胃的证候表现、治疗法则、方药。东垣先生认为，饮食损伤脾胃有胃伤、脾伤两种，胃伤则饮食不化而厌食欲吐，脾伤则大便泄泻而四肢困倦。在治疗上，根据伤饮、伤食的不同，前者属无形之气，治宜发汗、利小便，以导其湿，方剂——五苓散；后者属有形之物，治宜轻者消导，重者吐下。

五苓散出自东汉张仲景《伤寒论》，原用本方治疗太阳表邪未解，内传太阳之腑，以致膀胱气化不利，遂成太阳经腑同病之蓄水证。东垣先生用此方治疗饮食伤脾，脾气虚损，脾阳不振，运化无权，水湿内停，出现烦渴欲饮、水入即吐、小便不利；或湿从热化而成湿热，中焦湿热熏蒸肝胆，出现黄疸证。

论饮酒过伤

『原文』

夫酒者，大热有毒，气味俱阳，乃无形之物也。若伤之，止当发散，汗出则愈矣；其次莫如利小便，二者乃上下分消其湿。今之酒病者，往往服酒癥丸①，大热之药下之，又有用牵牛、大黄下之者，是无形元气受病，反下有形阴血，乖误②甚矣。酒性大热，以伤元气，而复重泻之，况亦损肾水，真阴及有形阴血俱为不足，如此则阴血愈虚，真水愈弱，阳毒之热大旺，反增其阴火，是以元气消耗，折人长命；不然，则虚损之病成矣。酒癥③下之，久久为黑瘅④。慎不可犯。以葛花解酲汤主之。

葛花解酲汤

治饮酒太过，呕吐痰逆，心神烦乱，胸膈痞塞，手足战摇，饮食减少，小便不利。

莲花青皮去穰,三分　木香五分　橘皮去白　人参去芦　猪苓去黑皮　白茯苓已上各一钱五分　神曲炒黄色　泽泻　干生姜　白术已上各二钱　白豆蔻仁　葛花　砂仁已上各五钱

上为极细末，秤，和匀，每服三钱匕⑤，白汤调下。但得微汗，酒病去矣。此盖不得已而用之，岂可恃赖日日饮酒，此方气味辛辣，偶因酒病服之，则不损元气，何者? 敌酒病也。

『注释』

①酒癥丸：见《太平惠民和剂局方》。药物组成：雄黄、巴豆、蝎梢。

②乖误：差错。

③酒瘅：亦称酒黄疸。《金匮要略·黄疸病脉证并治》曰："心中懊憹而热，不能食，时欲吐，名曰酒疸。"

④黑瘅：酒疸误下后的变证。《金匮要略·黄疸病脉证并治》曰："酒疸下之，久久为黑疸，目青面黑，心中如噉（dàn）蒜齑（jī）状，大便正黑，皮肤、爪之不仁，其脉浮弱，黑微黄，故知之。"

⑤钱匕（bǐ 笔）：匕，古代取食的用具。一钱匕，约相当于今五分六厘。

『按语』

上文论述过量饮酒致醉的治疗方法及葛花解醒汤的组成、主治病证。东垣先生认为，醉酒的解酒方法是"发散"，其次"利小便"。患酒疸证，误用泻下，成为黑疸者，可用葛花解醒汤。对醉酒者，不可用酒癥丸大热药下之，也不可用牵牛、大黄等苦寒药下之。

东垣先生创制葛花解醒汤，主要用于解除饮酒太过，呕吐痰逆，心神烦乱，胸膈痞塞，手足战摇，饮食减少，小便不利，黑疸。该方解酒、健脾和胃、行气化浊。

『原文』

枳 术 丸①

治痞，消食，强胃。

枳实麸炒黄色，去穰，一两　白术二两

上同为极细末，荷叶裹烧饭为丸，如梧桐子大，每服五十丸，多用白汤下，

无时。白术者，本意不取其食速化，但令人胃气强，不复伤也。

『注释』

①枳术丸：本方为东垣先生《内外伤辨惑论》引张元素治脾胃运化无力，饮食停滞，腹胀痞满方。

『按语』

上文论述枳术丸的组成、主治病证。东垣先生用枳术丸治疗脾胃虚弱，饮食停聚，食阻气机导致的腹胀痞满。该方消食强胃。

『原文』

橘皮枳术丸①

治老幼元气虚弱，饮食不消，脏腑不调，心下痞闷。

枳实麸炒，去穰　橘皮已上各一两　白术二两

上件为细末，荷叶烧饭为丸，如梧桐子大。每服五十丸，温水送下，食远。

夫内伤用药之大法，所贵服之强人胃气，令胃气益厚，虽猛食、多食、重食而不伤，此能用食药者也。此药久久益胃气，令不复致伤也。

『注释』

①橘皮枳术丸：出自《内外伤辨惑论》。

『按语』

上文论述橘皮枳术丸的组成、主治病证。东垣先生用此方治疗脾胃虚弱，元气不足，饮食不消，心下痞闷。该方健脾消食。

『原文』

半夏枳术丸①

治因冷食内伤。

半夏汤洗七次，焙干　枳实麸炒黄色　白术已上各二两

上同为极细末，荷叶裹烧饭为丸，如梧桐子大，每服五十丸，添服不妨，无定法。如热汤浸蒸饼为丸亦可。

如食伤，寒热不调，每服加上二黄丸[②]十丸，白汤下。更作一方，加泽泻一两为丸，有小便淋者用。

『注释』

①半夏枳术丸：出自《内外伤辨惑论》，半夏、枳实均用一两。

②二黄丸：《济生拔萃》作"三黄丸"。二黄丸，严用和《济生方》中，由雌黄、雄黄组成，主治停痰在胸。三黄丸，孙思邈《千金翼方》中，由黄芩、黄连、大黄组成，主治男子五劳七伤，消渴不生肌肉，妇女带下，手足寒热。此处疑作"三黄丸"。

『按语』

上文论述半夏枳术丸的组成、主治病证。东垣先生用此方治疗过食冷物，损伤脾胃。该方健脾燥湿、行气降逆。

『原文』

木香干姜枳术丸

破除寒滞气，消寒饮食。

木香三钱　干姜五钱，炮　枳实一两，炒　白术一两五钱[①]

上为极细末，荷叶烧饭为丸，如梧桐子大，每服三五十丸，温水送下，食前。

『注释』

①"白术一两五钱"原脱，据云林阁本补。

『按语』

上文论述木香干姜枳术丸的组成、功用。东垣先生创制木香干姜枳术丸以治疗寒凝食滞。该方健脾燥湿、温中行气。

『原文』

木香人参生姜枳术丸

开胃进食。

干生姜二钱五分　木香三钱　人参三钱五分　陈皮四钱　枳实一两，炒黄　白术一两五钱

上为细末，荷叶烧饭为丸，如梧桐子大，每服三五十丸，温水送下，食前。忌饱食。

『按语』

上文论述木香人参生姜枳术丸的组成、功用。东垣先生创制木香人参生姜枳术丸，主要用于健脾开胃，增进饮食。

『原文』

和 中 丸

治病久虚弱，厌厌①不能食，而脏腑或秘或溏，此胃气虚弱也。常服则和中理气，消痰去湿，厚肠胃，进饮食。

木香二钱五分　枳实麸炒　炙甘草已上各三钱半　槟榔四钱五分　半夏汤洗七次　厚朴姜制，已上各一两　陈皮去白，八钱　白术一两二钱

上为细末，生姜自然汁浸，蒸饼为丸，如梧桐子大，每服三五十丸，温水送下，食前或食远。

『注释』

①厌厌：精神不振貌。

『按语』

上文论述和中丸的组成、功用、主治病证。东垣先生创制和中丸，主要用于治疗病久胃气虚弱，出现食少大便秘或溏。该方和中理气、消痰去湿、厚肠胃、进饮食。

『原文』

交泰①丸

升阳气，泻阴火，调荣气，进饮食，助精神，宽腹中，除怠惰嗜卧，四肢不收，沉困懒倦。

干姜炮制，三分　巴豆霜五分　人参去芦　肉桂去皮，已上各一钱　柴胡去苗　小椒炒去汗，并闭口及目　白术已上各一钱五分　厚朴去皮，剉，炒，秋冬加七钱　酒煮苦楝　白茯苓　砂仁已上各三钱　川乌头炮，去皮脐，四钱五分　知母四钱，一半炒，一半酒炒，此一味，春夏所宜，秋冬去之　吴茱萸汤洗七次，五钱　黄连去须，秋冬减一钱五分　皂角水洗，煨，去皮弦　紫菀去苗，已上各六钱

上除巴豆霜另入外，同为极细末，炼蜜为丸，如梧桐子大，每服十丸，温水送下，虚实加减。

『注释』

①交泰：《周易·泰》曰："天地交，泰。"王弼注："泰者，物大通之时也。"言天地之气融通，则万物各遂其生，故谓之泰。后以"交泰"指天地之气和祥，万物通泰。

『按语』

上文论述交泰丸的组成、功用、主治病证。东垣先生创制交泰丸，主要用于治疗脾胃虚弱，失受纳运化之职，饮食停聚，气机阻滞，清阳不升，浊阴不降，出现食少、腹胀、怠惰嗜卧、四肢不收、沉困懒倦。该方升阳气、泻阴火、调营卫、宽腹中。

『原文』

三棱消积丸

治伤生冷硬物，不能消化，心腹满闷。

丁皮　益智已上各三钱　巴豆炒，和皮，来炒黑去米　茴香炒　陈皮　青橘皮已上各五钱　京三棱炮　广茂①炮　炒曲已上各七钱

上件为细末，醋打面糊为丸，如梧桐子大，每服十丸至二十丸，温生姜汤送下，食前。量虚实加减。得更衣②，止后服。

『注释』

①广茂：即蓬莪术。
②更衣：古时大小便的婉辞。

『按语』

上文论述三棱消积丸的组成、主治病证。东垣先生创制三棱消积丸，主要用于治疗过食生冷或食硬物损伤脾胃，导致脾胃消化功能失职，食滞中焦，气机阻滞，出现心腹满闷。该方温中健脾、行气消积。

『原文』

备 急 丸

治心腹百病，卒痛如锥刺，及胀满不快，气急并治之。

锦纹川大黄为末　干姜炮，为末　巴豆泡去皮膜心，研如泥霜，出油，用霜

上件三味等分，同一处研匀，炼蜜成剂，臼内杵千百下，丸如大豌豆大，夜卧温水下一丸，如气实者加一丸，如卒病不计时候服。妇人有孕不可服。

如所伤饮食在胸膈间，兀兀欲吐，反复闷乱，以物探吐去之。

『按语』

上文论述备急丸的组成、主治病证。备急丸，在东垣先生所著《内外伤辨惑论》中称为"备急大黄丸"。此方即张仲景《金匮要略》中的"三物备急丸"，原方主治"心腹诸卒暴百病"。

东垣先生用此方治疗心腹百病，卒痛如锥刺，腹部胀满不快，呼吸迫促气急。该方开结通闭、荡涤肠胃。

『原文』

神 保 丸①

治心膈痛，腹痛，血痛，肾气痛，胁下痛，大便不通，气噎，宿食不消。

木香　胡椒已上各一钱五分　巴豆十枚，去皮油心膜，研　干蝎七枚

上件四味为末，汤浸蒸饼为丸，麻子大，朱砂三钱为衣，每服五丸。

如心膈痛，柿蒂、灯心汤下。

如腹痛，柿蒂、煨姜煎汤下。

如血痛，炒姜醋汤下。

如肾气痛、胁下痛，茴香酒下。

如大便不通，蜜调槟榔末一钱下。

如气噎，木香汤下。

如宿食不消，茶酒浆饮任下。

『注释』

①神保丸：见《太平惠民和剂局方》。治心膈痛，腹痛，胁下痛，肺气喘，气噎，便秘等症。

『按语』

上文论述神保丸的组成、主治病证、临床加减应用。东垣先生用神保丸治疗心膈痛、腹痛、血痛、肾气痛、胁下痛、大便不通、气噎、宿食不消。方中胡椒温中下气，消宿食；木香行气止痛、全蝎逐湿通络；巴豆开结通闭。诸药合用，共奏行气温中、消食通闭之功。

『原文』

雄黄圣饼子

治一切酒食所伤，心腹满不快。

雄黄五钱　巴豆一百个，去油心膜　白面十两，重罗①过

上件三味，内除白面八、九两，余药同为细末，共面和匀，用新水②和作饼子，如手大，以浆水③煮，煮至浮于水上，漉出，控④，旋看硬软，捣作剂，丸如梧桐子大，捻作饼子。每服五、七饼子，加至十饼、十五饼，嚼破一饼利一行，二饼利二行，茶酒任下，食前。

『注释』

①重罗：重，重复；罗，细筛的一种。

②新水：新汲之水。

③浆水：又名米浆水、酸浆水。它是用粟米加工，经发酵而成的白色浆液。甘、酸、凉。治呕哕，伤食，泻痢，烦渴。

④控：将容器出口朝下，让里边的液体慢慢流出。

『按语』

上文论述雄黄圣饼子的组成、主治病证。东垣先生创制雄黄圣饼子，主要用于治疗酒食太过损伤脾胃，脾失健运，胃失和降，食阻气滞，出现"心腹满不快"。该方解酒食毒、逐肠胃积。

『原文』

蠲饮枳实丸

逐饮消痰，导滞清膈。

枳实麸炒，去穰　半夏汤洗　陈皮去白，已上各二两　黑牵牛八两，内取头末，三两

上为细末，水煮面糊为丸，如梧桐子大，每服五十丸，食后，生姜汤下。

『按语』

上文论述蠲饮枳实丸的组成、功用。东垣先生创制蠲饮枳实丸，主要用于治疗痰饮积滞，痞满胀痛。该方逐饮消痰、导滞清膈。

『原文』

感 应 丸①

治虚中积冷，气弱有伤，停积胃脘，不能传化；或因气伤冷，因饥饱食，饮酒过多，心下坚满，两胁胀痛，心腹大疼，霍乱吐泻，大便频，后重迟涩，久痢赤白，脓血相杂，米谷不消，愈而复发。又治中酒，呕吐痰逆，恶心喜唾，头旋，胸膈痞闷，四肢倦怠，不欲饮食。又治妊娠伤冷，新产有伤。若久有积寒，吃热药不效者，并悉治之。又治久病形羸，荏苒岁月，渐致虚弱，面黄肌瘦，饮食或进或退，大便或秘或泄，不拘久新积冷，并皆治之。

干姜炮制，一两　南木香去芦　丁香已上各一两五钱　百草霜二两　肉豆蔻去皮，三十个　巴豆去皮心膜油，研，七十个　杏仁一百四十个，汤浸去皮尖，研膏

上七味，除巴豆粉、百草霜、杏仁三味外，余四味捣为细末，却与三味同拌，研令细，用好蜡匮和②，先将蜡六两溶化作汁，以重绵滤去租，更以好酒一升，于银、石器内煮蜡溶，滚数沸，倾出，候酒冷，其蜡自浮于上，取蜡秤用丸。春夏

修合，用清油一两，于铫③内熬令沫散香熟，次下酒煮蜡四两，同化作汁，就锅内乘热拌和前项药末。秋冬修合，用清油一两五钱，同煎煮熟，作汁，和匮药末成剂，分作小铤④子，以油单纸裹之，旋丸服耳。

『注释』

①感应丸：见《太平惠民和剂局方》。
②匮和：匮，王逸注"匣也"；和，在粉状物中加液体搅拌或揉弄，使其黏在一起。
③铫：一种带柄有嘴的小锅。
④铤：量词。常用以计块状物。

『按语』

上文论述感应丸的组成、主治病证。东垣先生用此方治疗中气虚冷，不能运化，饮食积滞，出现胸胁满痛、脐腹绞痛、霍乱吐泻、大便频数、久痢赤白、米谷不化、中酒呕吐、痰逆恶心、喜睡头眩、四肢倦怠不思饮食、妊娠伤冷、久有积寒、久病形羸。该方温中健胃、行气逐积。

『原文』

神 应 丸①

治因一切冷物、冷水及潼乳酪②水，腹痛肠鸣，米谷不化。

丁香 木香已上各二钱 巴豆 杏仁 百草霜 干姜已上各五钱 黄蜡二两

上先将黄蜡用好醋煮去秽秽，将巴豆、杏仁同炒黑烟尽，研如泥。将黄蜡再上火，春夏入小油五钱，秋冬入小油八钱，溶开，入在杏仁、巴豆泥子内同搅，旋下丁香、木香等药末，研匀，搓作铤子，油纸裹了旋丸用，每服三五十丸，温米饮送下，食前，日三服，大有神效。

『注释』

①神应丸：出自《内外伤辨惑论》。《太平惠民和剂局方》也载有"神应丸"，药物组成：威灵仙二十两，当归、桂心各十两，主治肾经不足，风冷乘之，腰痛如折，牵引背脊，俯仰不利。

②潼乳：即羊乳。酪：酒类，果子或果仁做的糊状物，用牛、羊、马等的乳汁制成物。

『按语』

上文论述神应丸的组成、主治病证。东垣先生创制神应丸，主要用于治疗过食冷物、冷水、羊乳、酒类、酪浆水等，损伤脾胃，出现腹痛肠鸣、米谷不化。该方温肠胃、化冷积。

『原文』

白术安胃散

治一切泻痢，无问脓血相杂，里急窘痛，日夜无度。又治男子小肠气痛，及妇人脐下虚冷，并产后儿枕块痛①；亦治产后虚弱，寒热不止者。

五味子　乌梅取肉炒干，已上各五钱　车前子　茯苓　白术已上各一两　米壳三两，去顶蒂穰，醋煮一宿，炒干

上为末，每服五钱，水一盏半，煎至一盏，去粗，空心温服。

『注释』

①儿枕块痛：《女科撮要》曰："产后小腹作痛，俗名儿枕块。"多因产后败血未尽，或风寒乘虚侵袭胞脉，血被寒凝，瘀血内停所致。症见小腹疼痛拒按，或可摸到硬块。

『按语』

上文论述白术安胃散的组成、主治病证。东垣先生创制白术安胃散，主要用于治疗一切泻痢，男人小肠气痛，妇人脐下虚冷，产后儿枕块痛，产后虚弱、寒热不止。该方健脾养胃、收敛止泻。

『原文』

圣　饼　子

治泻痢赤白，脐腹撮痛，久不愈者。
黄丹二钱　定粉①　舶上硫黄②　陀僧已上各三钱　轻粉少许

上细剉为末，入白面四钱匕，滴水和如指尖大，捻作饼子，阴干，食前，温浆水磨服之，大便黑色为效。

『注释』

①定粉：即铅粉。
②舶上硫黄：指来自海外的硫黄。

『按语』

上文论述圣饼子的组成、主治病证。东垣先生用此方治疗寒凝冷结，出现泻痢赤白，脐腹如手指捣痛，久治不愈者。该方消积导滞、补火助阳。

『原文』

当归和血散

治肠澼下血，湿毒下血①。
川芎四分　青皮　槐花　荆芥穗　熟地黄　白术已上各六分　当归身　升麻已上各一钱
上件为细末，每服二、三钱，清米饮汤调下，食前。

『注释』

①湿毒下血：湿气郁积成毒，湿毒积于肠而下注，出现便血。

『按语』

上文论述当归和血散的组成、主治病证。东垣先生创制当归和血散，主要用于治疗肠澼下血，湿毒下血。该方补血和血、清热利湿、健脾升清。

『原文』

诃 梨 勒 丸

治休息痢①，昼夜无度，腥臭不可近，脐腹撮痛，诸药不效。
诃子五钱，去核梢　椿根白皮一两　母丁香②三十个

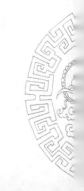

上为细末，醋面和丸，如梧桐子大，每服五十丸，陈米饭汤入醋少许送下，五更，三日三服效。

『 注释 』

①休息痢：指痢疾时发时止，久久不愈。《诸病源候论·痢病诸候》曰："休息痢者，胃脘有停饮，因痢积久，或冷气，或热气乘之，气动于饮，则饮动，而肠虚受之，故为痢也。冷热气调，其饮则静，而痢亦休也。肠胃虚弱，易为冷热，其邪气或动或静，故其痢乍发乍止，谓之休息痢也。"

②母丁香：丁香分公、母。公丁香为花蕾入药；母丁香为果实入药。公丁香的气香力足，功效较佳；母丁香气味较淡，功效较弱。入药多用公丁香。母丁香的主要功效是温中散寒，用于治疗暴心气痛，胃寒呕逆，风冷齿痛，妇人阴冷，小儿疝气。

『 按语 』

上文论述诃梨勒丸的组成、主治病证。东垣先生用此方治疗休息痢。该方芳香化浊、涩肠止痢、除湿温中。

本篇主要阐述饮酒过度、过食生冷或硬物损伤脾胃，或脾胃虚弱，因饮食不节而食滞，或寒凝冷积，或心腹诸卒暴百病的辨证治疗。

脾胃损在调饮食适寒温

『 原文 』

《十四难》曰：损其脾者，调其饮食，适其寒温。夫脾、胃、大肠、小肠、三焦、膀胱，仓廪之本，营之所居，名曰器，能化糟粕，转味而出入者也。若饮食，热无灼灼，寒无沧沧，寒温中适，故气将持，乃不致邪僻。或饮食失节，寒温不适，所生之病，或溏泄无度，或心下痞闷，腹胁膜胀，口失滋味，四肢困倦，皆伤于脾胃所致而然也。肠胃为市，无物不包，无物不入，若风、寒、暑、湿、燥，一气偏胜，亦能伤脾损胃，观证用药者，宜详审焉。

脾胃右关所主，其脉缓。

如得弦脉，风邪所伤，甘草芍药汤、黄芪建中汤之类，或甘酸之剂皆可用之。

如得洪脉，热邪所伤，三黄丸、泻黄散、调胃承气汤，或甘寒之剂皆可用之。

如得缓脉，本经太过，湿邪所伤，平胃散加白术、茯苓，五苓散，或除湿渗淡之剂皆可用之。

如得涩脉，燥热所伤，异功散加当归，四君子汤加熟地黄，或甘温甘润之剂皆可用之。如得沉细脉，寒邪所伤，益黄散、养胃丸、理中丸、理中汤，如寒甚加附子，甘热之剂皆可用之。

前项所定方药，乃常道也，如变则更之。

『按语』

上文论述两个方面内容：其一，人体脾胃损伤的两大原因：一是饮食寒温不适，食物过热、过冷，或多饮、多食而不加节制；二是风、寒、暑、湿、燥、火六气中的一气偏胜。其二，通过所获得的脉象数据，分析疾病的成因属六淫中的哪种，确立相应的治疗方法。

『原文』

胃 风 汤

治大人小儿，风冷乘虚入客肠胃，水谷不化，泄泻注下，腹胁虚满，肠鸣疔痛；及肠胃湿毒，下如豆汁，或下瘀血，日夜无度，并宜服之。

人参去芦　白茯苓去皮　芎藭　桂去粗皮　当归去苗　白芍药　白术已上各等分

上为粗散，每服二钱，以水一大盏，入粟米数百余粒，同煎至七分，去粗，稍热服，空心食前，小儿量力减之。

『按语』

上文论述胃风汤的组成、主治病证。东垣先生用此方治疗大人、小儿之体虚者感受风冷之邪，损伤肠胃，出现腹满泄泻、肠鸣腹痛，或肠胃湿毒滞留而泻如豆汁，或下瘀血。该方健脾燥湿、养血和血、温中散寒。

『原文』

三 黄 丸

治丈夫、妇人，三焦积热。上焦有热，攻冲眼目赤肿，头项肿痛，口舌生疮；中焦有热，心膈烦躁，不美饮食；下焦有热，小便赤涩，大便秘结。五脏俱热，即生痈、疖、疮、痍①。及治五般痔疾②，粪门肿痛，或下鲜血。

　　黄连去芦　黄芩去芦　大黄已上各一两

　　上为细末，炼蜜为丸，如梧桐子大，每服三十丸，用熟水吞下；如脏腑壅实，加服丸数。小儿积热，宜服之。

『注释』

①痍：创伤。

②五般痔疾：五痔，出自《备急千金要方》，即牡痔、脉痔、肠痔、血痔、牝痔。

『按语』

　　上文论述三黄丸的组成、主治病证。东垣先生用此方治疗男人和妇人外感或内伤而致上、中、下三焦积热者。方中黄连、黄芩、大黄均味苦性寒，泻三焦之火。

　　《太平惠民和剂局方》载"三黄丸"，药物剂量：黄连、黄芩、大黄各十两，治三焦积热。《太平圣惠方》载"三黄丸"，药物剂量：黄芩二两，大黄、黄连各一两，治热病烦渴不安。《小儿药证直诀》载"三黄丸"，药物剂量：黄芩半两，大黄、黄连各一两，治小儿诸热。《千金翼方》载"三黄丸"，治男子五劳七伤、消渴不生肌肉，或妇人带下、妇人手足寒热，药物剂量根据不同季节各异。《博济方》称"三黄丸"为"金花丸"，药物剂量：黄芩、黄连（宣州者）、川大黄各一两，治急热劳、烦躁、羸、面目痿黄、头痛目涩、多困少力。

『原文』

白　术　散

治虚热而渴。

　　人参去芦　白术　木香　白茯苓去皮　藿香叶去土　甘草炒，已上各一两　干葛二两

　　上件为粗末，每服三钱至五钱，水一盏，煎至五分，温服。如饮水者，多煎与之，无时服。如不能食而渴，洁古先师倍加葛根；如能食而渴，白虎汤加人参服之。

『按语』

　　上文论述白术散的组成、主治病证。东垣先生用此方治疗脾胃虚弱，元气不足，阴火炽盛，虚热而渴。该方补脾益胃、理气化浊、解肌退热。

　　钱乙《小儿药证直诀》载有"七味白术散"，药物组成与东垣先生"白术散"

相同，药物剂量不同。"七味白术散"的药物剂量：人参二钱半，茯苓、炒白术、藿香叶各五钱，木香二钱，甘草一钱，治脾胃久虚，津液内耗，呕吐泄泻频作，烦渴多饮。

『原文』

加减平胃散

治脾胃不和，不思饮食，心腹胁肋胀满刺痛，口苦无味，胸满短气，呕哕恶心，噫气①吞酸，面色萎黄，肌体瘦弱，怠惰嗜卧，体重节痛，常多自利，或发霍乱，及五噎②、八痞③、膈气④、反胃。

甘草剉，炒，二两　厚朴去粗皮，姜制炒香　陈皮去白，已上各三两二钱　苍术去粗皮，米泔浸，五两

上为细末，每服二钱，水一盏，入生姜三片，干枣二枚，同煎至七分，去粗，温服；或去姜、枣，带热服，空心，食前。入盐一捻⑤，沸汤点服亦得。常服调气暖胃，化宿食，消痰饮，辟⑥风寒冷湿，四时非节之气。

如小便赤涩，加白茯苓、泽泻。

如米谷不化，食饮多伤，加枳实。

如胸中气不快，心下痞气，加枳壳、木香。

如脾胃困弱，不思饮食，加黄芪、人参。

如心下痞闷，腹胀者，加厚朴，甘草减半。

如遇夏，则加炒黄芩。

如遇雨水湿润时，加茯苓、泽泻。

如遇有痰涎，加半夏、陈皮。

凡加时，除苍术、厚朴外，依例加之，如一服五钱，有痰加半夏五分。

如嗽，饮食减少，脉弦细，加当归、黄芪，用身。

如脉洪大缓，加黄芩、黄连。

如大便硬，加大黄三钱，芒硝二钱，先嚼麸炒桃仁烂，以药送下。

『注释』

①噫气：即嗳气。《证治准绳·杂病》曰："噫气，《内经》所谓噫，即今所谓嗳气也。"

②五噎：《诸病源候论·五噎候》曰："夫五噎，谓一曰气噎，二曰忧噎，三曰食噎，四曰劳噎，五曰思噎。虽有五名，皆由阴阳不和，三焦隔绝，津液不行，

忧恚嗔怒所生，谓之五噎。噎者，噎塞不通也。"

③八痞：《诸病源候论·八痞候》曰："夫八痞者，荣卫不和，阴阳隔绝，而风邪外入，与卫气相搏，血气壅塞不通，而成痞也。痞者，塞也，言脏腑痞塞不宣通也。由忧恚气积，或坠堕内损所致。其病腹纳气结胀满，时时壮热是也。其名有八，故云八痞。"

④膈气：即膈证。《圣济总录·卷六十二》曰："若寒温失节，忧恚不时，饮食乖宜，思虑不已，则阴阳拒隔，胸脘否塞，故名膈气。"

⑤捻：量词，犹把。

⑥辟：除去、消除。

『按语』

上文论述加减平胃散的组成、主治病证、临床加减应用。东垣先生用此方主治湿滞脾胃，出现不思饮食、心腹胁肋胀满刺痛、口苦无味、胸满短气、呕吐恶心、噫气吞酸、面色萎黄、机体瘦弱、怠惰嗜卧、体重节痛、常多自利，或发霍乱、五噎、八痞、膈气、反胃。该方燥湿运脾、行气和胃。

刘完素《素问病机气宜保命集》载"加减平胃散"，药物组成：白术、厚朴、陈皮各一两，甘草七钱，槟榔、木香各三钱，桃仁、黄连、人参、阿胶、茯苓各半两，治血痢。

『原文』

散 滞 气 汤

治因忧气结，中脘腹皮底微痛，心下痞满，不思饮食，虽食不散，常常有痞气。

当归身二分　陈皮二分　柴胡四分　炙甘草一钱　半夏一钱五分　生姜五片　红花少许

上件剉如麻豆大，都作一服，水二盏，煎至一盏，去柤，稍热服，食前。忌湿面、酒。

『按语』

上文论述散滞气汤的组成、主治病证。东垣先生创制散滞气汤，主要用于治疗忧思气郁，结于中脘，气滞不畅，出现腹皮微痛、心下痞满、不思饮食、食滞不消、胸腹痞闷。该方理气解郁、活血止痛。

『原文』

通 幽 汤

治幽门不通,上冲,吸门①不开,噎塞,气不得上下,治在幽门闭,大便难,此脾胃初受热中,多有此证,名之曰下脘不通。

桃仁泥　红花已上各一分　生地黄　熟地黄已上各五分　当归身　炙甘草　升麻已上各一钱

上㕮咀,都作一服,水二大盏,煎至一盏,去柤,稍热服之。

『注释』

①吸门:《难经·四十四难》曰:"会厌为吸门。"《儒门事亲》曰:"会厌之下为吸门。"

『按语』

上文论述通幽汤的组成、主治病证。东垣先生创制通幽汤,主要用于治疗幽门梗阻,出现食物不能下行而上冲;吸门不开,气不得上下;幽门闭,大便难。该方活血、通络、润肠。

『原文』

润 肠 丸

治饮食劳倦,大便秘涩,或干燥,闭塞不通,全不思食,及风结、血结,皆能闭塞也。润燥、和血、疏风,自然通利也。

大黄去皮　当归梢　羌活已上各五钱　桃仁汤浸,去皮尖,一两　麻子仁去皮取仁,一两二钱五分

上除麻仁另研如泥外,捣罗为细末,炼蜜为丸,如梧桐子大,每服五十丸,空心用白滚汤送下。

『按语』

上文论述润肠丸的组成、主治病证。东垣先生用此方治疗饮食劳倦损伤脾胃,出现大便涩或干燥不通,不思饮食。李氏言此属"风结""血结",用润肠丸润燥、和血、疏风。

张元素《医学启源》载"润肠丸",药物组成与东垣先生书中所载润肠丸相同,药物剂量不同,张氏"润肠丸",麻仁、桃仁去皮尖、羌活、当归、大黄各半两。主治"脾胃伏火,大便秘,或干燥不通,全不思食,风结秘、血结秘,皆令塞也"。

『原文』

导气除燥汤

治饮食劳倦,而小便闭塞不通,乃血涩致气不通而窍涩也。

滑石炒黄　茯苓去皮,已上各二钱　知母细剉,酒洗　泽泻已上各三钱　黄蘗去皮,四钱,酒洗

上㕮咀,每服半两,水二盏,煎至一盏,去柤,稍热服,空心。如急,不拘时候。

『按语』

上文论述导气除燥汤的组成、主治病证。东垣先生创制导气除燥汤,主要用于治疗饮食劳倦伤脾,脾失健运,气血生化不足,血涩气滞,出现小便闭塞不通者。该方滋阴润燥、降热利尿。

『原文』

丁香茱萸汤

治胃虚呕哕吐逆,膈咽不通。

干生姜　黄蘗已上各二分　丁香　炙甘草　柴胡　橘皮　半夏已上各五分　升麻七分　吴茱萸　草豆蔻　黄芪　人参已上各一钱　当归身一钱五分　苍术二钱

上件剉如麻豆大,每服半两,水二盏,煎至一盏,去柤,稍热服,食前。忌冷物。

『按语』

上文论述丁香茱萸汤的组成、主治病证。东垣先生创制丁香茱萸汤,主要用于治疗胃气虚寒,胃失和降,胃气上逆,出现呕哕吐逆,胸膈和咽喉好像有物阻塞者。该方补益脾胃、温中散寒、化浊降逆。

『原文』

草豆蔻丸

治脾胃虚而心火乘之，不能滋荣上焦元气，遇冬肾与膀胱之寒水旺时，子能令母实，致肺金大肠相辅而来克心乘脾胃，此大复其仇也。经云：大胜必大复。故皮毛血脉分肉之间，元气已绝于外，又大寒大燥二气并乘之，则苦恶风寒，耳鸣，及腰背相引胸中而痛，鼻息不通，不闻香臭，额寒脑痛，目时眩，目不欲开。腹中为寒水反乘，痰唾沃沫，食入反出常痛，及心胃痛，胁下急缩，有时而痛，腹不能努[①]，大便多泻而少秘，下气不绝，或肠鸣，此脾胃虚之极也。胸中气乱，心烦不安，而为霍乱之渐。膈咽不通，噎塞，极则有声，喘喝闭塞。或日阳[②]中，或暖房内稍缓，口吸风寒则复作。四肢厥逆，身体沉重，不能转侧，头不可以回顾，小便溲而时躁。此药主秋冬寒凉大复气之药也。

泽泻一分，小便数减半　柴胡二分或四分，须详胁痛多少用　神曲　姜黄已上各四分　当归身生甘草　熟甘草　青皮已上各六分　桃仁汤洗，去皮尖，七分　白僵蚕　吴茱萸汤洗去苦烈味，焙干　益智仁　黄芪　陈皮　人参已上各八分　半夏一钱，汤泡七次　草豆蔻仁一钱四分，面裹烧，面熟为度，去皮用仁　麦蘖面炒黄，一钱五分

上件一十八味，同为细末，桃仁另研如泥，再同细末一处研匀，汤浸蒸饼为丸，如梧桐子大，每服三五十丸，熟白汤送下，旋斟酌多少。

『注释』

①努：用力。
②日阳：太阳。

『按语』

上文论述草豆蔻丸的组成、主治病证。东垣先生认为，此方是"主秋冬寒凉大复气之药"，具有补气养血、行气开郁、温脾升阳、散寒降逆、活血祛风、利水止泻之功。

『原文』

神圣复气汤

治复气[①]乘冬，足太阳寒气，足少阴肾水之旺，子能令母实，手太阴肺实，反

来侮土，火木受邪。腰背胸膈闭塞疼痛，善嚏，口中涎，目中泣，鼻中流浊涕不止，或如鼻息肉②，不闻香臭，咳嗽痰沫，上热如火，下寒如冰。头作阵痛，目中流火，视物晾晾，耳鸣耳聋，头并口鼻，或恶风寒，喜日阳，夜卧不安，常觉痰塞，膈咽不通，口失味，两胁缩急而痛，牙齿动摇，不能嚼物，阴汗，前阴冷，行步敧侧，起居艰难，掌中寒，风痹③麻木，小便数而昼多，夜频而欠，气短喘喝，少气不足以息，卒遗失无度。妇人白带，阴户中大痛，牵心而痛，鬃黑失色。男子控睾牵心腹，阴阴而痛，面如赭色，食少，大小便不调，烦心霍乱，逆气里急而腹皮色白，后出余气，腹不能努，或肠鸣，膝下筋急，肩胛大痛，此皆寒水来复，火土之仇也。

黑附子炮制，去皮脐　干姜炮，为末，已上各三分　防风㕮如豆大　郁李仁汤浸去皮尖，另研如泥　人参已上各五分　当归身酒洗，六分　半夏汤泡七次　升麻㕮，以上各七分　甘草㕮　藁本已上各八分　柴胡㕮如豆大　羌活㕮如豆大，已上各一钱　白葵花五朵，去心细剪入

上件药都一服，水五盏，煎至二盏，入：

橘皮五分　草豆蔻仁面裹烧熟，去皮　黄芪已上各一钱

上件入在内，再煎至一盏，再入下项药：

生地黄二分，酒浸　黄蘗酒浸　黄连酒浸　枳壳已上各三分

已上四味，预一日另用新水浸，又以：细辛二分　川芎细末　蔓荆子已上各三分

预一日用新水半大盏，分作二处浸。此三味并黄蘗等煎正药作一大盏，不去柤，入此浸者药，再上火煎至一大盏，去柤，稍热服，空心。又能治啮颊、啮唇、啮舌、舌根强硬等症，如神。忌肉汤，宜食肉，不助经络中火邪也。大抵肾并膀胱经中有寒，元气不足者，皆宜服之。

『注释』

①复气：指报复之气。如上半年发生某种胜气，下半年即有与之相反的气候发生；或五运中某运偏胜，即有另一运以报复之，称为复气。

②鼻息肉：即"鼻瘜肉"，鼻腔内的赘生物，表面光滑，触之柔软而不痛。

③风痹：又名行痹。《素问·痹论》曰："风寒湿三气杂至合而为痹。其风气胜者为行痹。"《症因脉治》曰："走注疼痛，上下左右，行而不定，故名行痹。"

『按语』

上文论述神圣复气汤的组成、制法、服法、禁忌、主治病证。该方补脾益胃、升清降浊、散上焦热、温下焦寒。

本篇主要论述脾胃受损的成因和调理方法。

脾胃将理法

『原文』

白粥、粳米、绿豆、小豆、盐豉之类，皆淡渗利小便，且小便数不可更利，况大泻阳气，反行阴道。切禁湿面，如食之觉快，勿禁。

药中不可服泽泻、猪苓、茯苓、灯心、琥珀、通草、木通、滑石之类，皆行阴道，而泻阳道也；如渴，如小便不利，或闭塞不通则服，得利勿再服。

忌大咸，助火邪而泻肾水真阴，及大辛味蒜、韭、五辣、醋、大料物、官桂、干姜之类，皆伤元气。

若服升沉之药，先一日将理，次日腹空服，服毕更宜将理十日；先三日尤甚，不然则反害也。

夫诸病四时用药之法，不问所病，或温或凉，或热或寒，如春时有疾，于所用药内加清凉风药；夏月有疾，加大寒之药；秋月有疾，加温气药；冬月有疾，加大热药，是不绝生化之源也。钱仲阳医小儿，深得此理。《内经》必先岁气，毋伐天和，是为至治。又曰：无违时，无伐化。又曰：无伐生生之气。皆此常道也。用药之法，若反其常道，而变生异证，则当从权施治。假令病人饮酒，或过食寒，或过食热，皆可以增病。如此则以权衡应变治之，权变之药，岂可常用乎。

『按语』

本论主要阐述脾胃调理方法。东垣先生认为，人体要使脾胃功能正常，完成饮食物的消化、吸收、精微输布，从而滋养全身，平时就要注意养护。调理脾胃要注意以下三个方面：一是饮食宜忌；二是患病时用药宜忌；三是用药要根据四时气候变化的自然规律因时制宜。

摄　养

『原文』

忌浴当风，汗当风。须以手摩汗孔合，方许见风，必无中风中寒之疾。

遇卒风暴寒，衣服不能御者，则宜争努周身之气以当之，气弱不能御者病。如衣薄而气短，则添衣，于无风处居止[①]；气尚短，以沸汤一碗熏其口鼻，即不短也。

如衣厚于不通风处居止而气短，则宜减衣，摩汗孔令合，于漫风处居止。

如久居高屋，或天寒阴湿所遏，令气短者，亦如前法熏之。

如居周密小室，或大热而处寒凉气短，则出就风日。凡气短，皆宜食滋味汤饮，令胃调和。

或大热能食而渴，喜寒饮，当从权以饮之，然不可耽嗜②。如冬寒喜热物，亦依时暂食。

夜不安寝，衾③厚热壅故也，当急去之，仍拭汗，或薄而不安，即加之，睡自稳也。饥而睡不安，则宜少食；饱而睡不安，则少行坐。

遇天气变更，风寒阴晦，宜预避之。大抵宜温暖，避风寒，省语，少劳役为上。

『注释』

①居止：居住。
②耽嗜：过于喜好、深切爱好。
③衾（qīn 亲）：大被。

『按语』

本论主要阐述"治未病"的养护方法。概括来说，正如《内经》所言"法于阴阳""和于术数""食饮有节""起居有常""不妄作劳"，再加少言。

远　欲

『原文』

名与身孰①亲，身与货孰多？以隋侯之珠，弹千仞之雀②，世必笑之，何取之轻而弃之重耶。残躯六十有五，耳目半失于视听，百脉沸腾而烦心，身如众派漂流，瞑目则魂如浪去，神气衰于前日，饮食减于曩③时，但应人事，病皆弥甚，以己之所有，岂止隋侯之珠哉。安于淡薄，少思寡欲，省语以养气，不妄作劳以养形，虚心以维神，寿夭得失，安之于数，得丧既轻，血气自然谐和，邪无所容，病安增剧？苟能持此，亦庶几于道，可谓得其真趣矣。

『注释』

①孰：谁。

②隋侯之珠，弹千仞之雀：隋侯之珠，隋侯所藏的月明珠；弹，射击；千仞，八尺为一仞；雀，泛指小鸟。比喻做事不知道衡量轻重，因而得不偿失。

③曩：先时、以前。成玄英疏："曩，昔也，向也。"

『按语』

东垣先生以自身衰弱的身体状况为例，告诫人们要注意身体健康，提出"远欲"的预防疾病或使疾病减轻的方法，即"安于淡薄，少思寡欲，省语以养气，不妄作劳以养形，虚心以维神，寿夭得失，安之于数，得丧既轻，血气自然谐和，邪无所容"。

省 言 箴

『原文』

气乃神之祖，精乃气之子，气者精神之根蒂也。大矣哉！积气以成精，积精以全神，必清必静，御之以道，可以为天人矣。有道者能之，予何人哉，切宜省言而已。

『按语』

本论东垣先生规谏人们要"省言"。他认为，在人体的精、气、神中，气是生命的根本，积气生精，积精全神，"省言"是固护人体之气的重要方法。

脾胃论后序

『原文』

黄帝著《内经》，其忧天下后世，可谓厚且至①矣，秦越人述《难经》②以证之。伤寒为病最大，仲景广而论之，为万世法。至于内伤脾胃之病，诸书虽有其说，略而未详，我东垣先生，作《内外伤辨》《脾胃论》以补之。先生尝阅《内经》所论，四时皆以养胃气为本，宗气之道，内谷为宝。盖饮食入胃，游溢精气，上输于脾，脾气散精，上归于肺，冲和百脉，颐养神明，利关节，通九窍，滋志意者也。或因饮食失节，起居不时，妄作劳役，及喜怒悲愉，伤胃之元气，使荣运之气减削，不能输精皮毛经络，故诸邪乘虚而入，则疚[3]动于体而成痼疾，致真气茶然[4]而内消也。病之所起，初受热中，心火乘脾，末传寒中，肾水反来侮土，乃立初中末三治，及君臣佐使之制，经禁、病禁、时禁之则，使学者知此病，用此药，因心会道[5]，溯流得源，远溯轩岐，吻合无间。善乎！鲁齐先生之言曰：东垣先生之学，医之王道也！观此书则可见矣。

　　　　　　　　　　　至元丙子三月上巳日门生罗天益[6]谨序

『注释』

①至：真挚、诚挚。

②秦越人述《难经》：此说法有待进一步考证。究竟《难经》为何人所作，迄今无定论。

③疚：久病。《释名·释疾病》曰："疚，久也，久在体中也。"

④茶然：形容衰落不振。

⑤会道：会，领悟、理解；道，规律。

⑥罗天益：元代医学家，字谦甫，真定（今河北正定）人。从东垣先生学医数年，尽得其传。

『按语』

　　脾胃论后序为东垣先生的学生罗天益所撰。后序中主要阐述东垣先生撰《脾胃论》的缘由、著书目的、内容梗概、学术价值。罗天益引用鲁齐之言，高度评价东垣先生的学术水平，"东垣先生之学，医之王道也！"

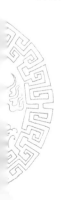

附　　录

李杲《脾胃论》学术思想研究

（一）生平简介

李杲，字明之，晚年自号东垣老人，被称为李东垣，出生于公元1180年的河北真定（即今之河北省正定县附近）。李杲自幼敏达，学习《论语》《孟子》《春秋》等儒家经典著作。至22岁，已成为知名儒生，"所居竹里，名士日造其门"，以广交名士而闻名于乡里。

李杲20岁时，"值母王氏遘疾。公侍，色不满容，夜不解衣，遂厚礼求治"。衣不解带地侍奉患病的母亲，厚礼重币延请医生救治。由于延医众多，但是大家"温凉寒热，其说异同"，没有统一见解，于是"百药备尝"，犯下了任医不专的错误。最后李杲的母亲不幸撒手尘寰。李杲无比悲痛，当即发誓说："若遇良医，当力学以志吾过。"当时张元素医名遍于天下，李杲于是以厚礼拜张氏为师。李杲在张处学医五年，"倾囷倒廪"，尽得张氏之学。至金章宗泰和二年（1202年），李杲22岁时，想谋取官职，于是向金政府"进纳得官，监济源税"。在李杲刚刚就任的同年四月，山东一带忽然出现了一种时疫，被称为"大头天行"，疾病流行时，当地医生"遍阅方书，无与对证者，出己见，妄下之，不效，复下之，比比至死，医不以为过，病家不为非"，因误治而死者众多，李杲见到这种情况后，"独恻然于心"，研究出一个方剂，进行试用后效果非常好。为了能够最大限度地帮助众人，李杲于是命人将药方刻版印刷多份，在街道路口等人流来往众多的地方进行张贴。百姓按照药方进行治疗，取得了良好的效果。百姓不知道这个方子是谁所创，竞相传说为仙人所授，于是把方子刻到了石碑上。这个方子就是著名的普济消毒饮。泰和四年（1204年）的时候，山东、河北地区大旱，百姓流离失所，困顿不堪，李杲尽自己的全力进行救济，救活保全了很多百姓。

李杲生活的年代正是金由盛转衰直至灭亡的时期，由于蒙古的进攻，金国已经在宣宗贞佑二年（1214年）迁都汴梁，后期蒙古又屡屡进攻金国。在金哀宗天兴元年（1232 年），蒙古大军大败金国军队并将其围困在汴梁将近半月，解围之后汴梁发生大瘟疫，《金史·哀宗本纪》载天兴元年五月"汴京大疫，凡五十日，诸门出死者九十余万人。贫不能葬者，不在是数"，病死者几近百万，医生以原来的方法治疗并不见效。当时李杲正在汴梁城中躲避兵灾，目睹了整个过程。他认为这些疾病并非伤寒，"大抵在围城中，饮食不节及劳役所伤，不待言而知。由其朝饥暮饱，起居不时，寒温失所，动经两三月，胃气亏乏矣。一旦饱食大伤，感而伤人，而又调治失宜，其死也无疑矣"，认为是由于在围城中困饿已伤脾胃，解围之后又因饥饿而过度饱食，因而脾胃大伤，又调理治疗失宜，于是造成这样的后果。于是，李杲从内伤脾胃立论，进行治疗，用药"或丸或散，稗病者饵之，只取其效，一洗世医胶柱鼓瑟，刻舟求剑之弊"。"通医之名，雷动一时，其所济活者，不可遍举"。在这种情况下，李杲发挥医术广泛救治，医名为大家所知，也积累了大量的临床经验，同时为他以后的医学理论创立打下了基础。对于这段经历，《东垣老人传》云："君初不以医为名，人亦不知君之深于医也。辟兵汴梁，遂以医游公卿间。其明效大验，具载别书。壬辰北渡，寓东平。"

1234 年，李杲返回家乡河北真定，自号东垣老人，时年 64 岁。李杲年事既高，开始考虑寻觅医术的传人。李杲行医多年，一直没有授徒，只有王好古与其同学于张元素，在张元素去世后，王好古又以东垣为师学习医术。据砚坚《东垣老人传》，李杲晚年返回河北后，"一日，谓友人周都运德父曰：'吾老，欲遗传后世，艰其人奈何？'德父曰：'廉台罗天益谦甫，性行敦朴，尝恨所业未精，有志于学。君欲传道，斯人其可也'"。于是，在周氏的引见下，罗天益拜李杲为师。李杲见到罗天益后，首先就问："汝来学觅钱医乎?学传道医乎?"罗天益回答："亦传道耳。"于是李杲收其为徒，并供给其饮食。三年之后，李杲"嘉其久而不倦也"，给予罗天益二十两白银，说："我知道你生活很苦难，恐怕因此影响你学医，半途荒废，拿这些钱可以养活妻子儿女。"罗天益极力推辞不接受，李杲说："吾大者不惜，何吝乎细? 汝勿复辞。"正是由于李杲一面精心教授，同时在生活上给罗天益以帮助，罗氏因此能安心随东垣学医十余年，尽得其传。

元宪宗元年（1251 年），一代医宗李杲去世，享年 72 岁。李杲临终前以毕生著作授罗天益。《东垣老人传》云："临终，平日所著书检勘卷帙，以类相从，列于几前，嘱谦父曰：此书付汝，非为李明之、罗谦父，盖为天下后世，慎勿湮没，推而行之。"

李杲的著作很多，署李杲之名的书籍有《脉诀指掌病式图说》《东垣脉诀》《食物本草》《珍珠囊指掌补遗药性赋》《东垣试效方》《内外伤辨》《脾胃论》《医学发明》《医方便懦》《兰室秘藏》及已佚的《伤寒会要》等十余种。

（二）李杲学术思想产生的时代背景及历史渊源

1. 时代背景

李杲出生时，金国经过开国时期的动荡扩张后，到金熙宗统治期间，实行了一系列的改革，推行汉制，涉及政治、经济、文化、军事等诸多方面，将整个金国汉化。最为重要的是，熙宗推行汉制，强化中央集权，这对以后金朝的发展起到了十分重要的作用，也推进了女真汉化的历史进程。到世宗统治期间，金朝进入了所谓"大定明昌之治"的鼎盛时期。史书中载这一时期"朝廷清明，天下无事"，"典章文物，粲然成一代治规"。但也是金国由盛转衰的开始，自金章宗之后，金国开始衰落，继位的卫绍王平庸无能，引发了金国的内部动荡，与此同时蒙古族兴起，多次攻打金国，逐渐占领金国领土。在此社会动荡天灾人祸四起之时，李杲由原来的富家子弟，变为到四处漂泊、饱经战乱之人，其到处行医，见到众多由精神、饮食、劳役等因素引起的疾病，积累了大量临床经验，也为其后来的医学理论的形成打下了基础。

同时，宋代为理学发端与集大成的时期，以程朱为代表的理学家，以儒家为基础，结合释道两家，建立了一套理学的道德性命之学，广为学者所接受。其中由理而至于气，朱熹说："天地之间，有理有气，理也者，形而上之道也，生物之本也；气也者，形而下之器也，生物之具也。"与此相关的五运六气的理论也风靡一时。此时医家也随之发扬《内经》中的五运六气理论。同时在接受理学的同时，医家的思想由原来的以临床经验方为主的治学方式向系统医学理论的方向转化，更加把中医理论系统化、哲学化。同时，王安石所创的"新学"的创新性也影响到宋及金元的医家，使之更勇于审视中医经典理论之不足，而敢于发挥和创新。

在医学方面，在北宋时期，"太医局"奉朝廷之命，向民间广泛征集确有临床疗效的验方，由陈师文和裴宗元等进行选定编辑，形成《太平惠民和剂局方》。其书影响很大，当时经营药物的"和剂局"，按照此书制成丸散等成药供病家使用。"可以按证检方，即方用药，不必求医，不必修制，寻赎现成丸散，疾病便可安痊"。"官府守之以为法，医门传之以为业，病者恃之以立命，世人习之以成俗"。在宋代极为盛行，即使金元时期亦受其影响甚深，它总是以现成方子扰治各种不同的疾病，受其影响，病者便据症状而检方，医者也忽视了辨证论治。因此金元医家，认识到其危害而批评之，求新求变，自刘完素、张从正等医家开创新的医学理论，新的医学流派。

2. 历史渊源

李杲的理论渊源首选是以《内经》理论为其根基，其学说著作在论述之时，每每引《内经》之理论于前，在其后以发挥论述。如东垣的代表理论脾胃论的基础就建立在《内经》的藏象理论中对于脾胃生理功能的论述上。如《素问·经脉别论》云："食气入胃，散精于肝，淫气于筋。食气入胃，浊气归心，淫精于脉。脉气流经，经气归于肺，肺朝百脉，输精于皮毛。毛脉合精，行气于腑，腑精神明，留于四脏。气归于权衡，权衡以平，气口成寸，以决死生""饮入于胃，游溢精气，上输于脾。脾气散精，上归于肺，通调水道，下输膀胱。水精四布，五经并行，合于四时五脏阴阳，揆度以为常也"等理论，在东垣的《脾胃论》上卷中，几乎都是以大量的《内经》原文作为开篇。其辨证施治，也是在诊断辨证之后，再以《内经》《难经》之理论相对应，如觉与证无差，才开方处药。东垣也很重视《难经》，其论述脾胃理论、内伤、阴火等理论时也往往以《难经》作为理论依据，如"《难经》解云：肝肾之气，已绝于内，以其肝主筋，肾主骨，故风邪感则筋骨疼痛，筋骨之绝，则肝肾之本亦绝矣，乃有余之证也"，又云："水谷之寒热，感则害人六腑""心肺者，天之气。故《难经》解云：心肺之气已绝于外，以其心主荣，肺主卫。荣者血也，脉者血之府，神之所居也""《难经》云：脾病，当脐有动气，按之牢若痛"等，故《难经》亦为其理论渊源之一。

张仲景以论述外感伤寒，东垣以擅长内伤而闻名后世，然仲景的理论是东垣的重要理论源头之一。仲景依据《内经》"脾治中央，常以四时长四藏，各以十八日寄治，不得独主于时也"及有关五脏病传变的论述，首先提出"夫治未病者，见肝之病，知肝传脾，当先实脾，四季脾旺不受邪"的根本大法，认为只有脾气充旺，才能其余心、肝、肺、肾四脏之气俱旺，反之，脾胃气一伤，百病丛生。这一观点实开东垣脾胃学说之先河。

另外，如钱乙、孙思邈等医家亦对东垣的医学理论有所影响。东垣对于钱乙的医疗理论与方法也颇多继承，对于《小儿药证直诀》中的方剂应用及对于其中的施治方法等提出自己的观点和意见，如《兰室秘藏·小儿门》中说："以益黄补土，误矣……如寒水来乘脾土，其病呕吐腹痛，泻痢青白，益黄散圣药也。"孙思邈《备急千金要方》对脾土亦多论述，并指出在土失其子时，当"停其阴阳"，李东垣的治内伤用补土生金、升降阴阳之法即遵此意。

东垣学术的最直接的渊源就是他的师承，即洁古老人张元素，东垣学术几乎都是从张元素的学术理论基础上发展而来的。东垣脾胃理论是在张元素脏腑辨证论之基础上发展而来，张元素在其理论中已经比较重视脾胃之作用，如《医学启源》中说："胃者，人之根本，胃气壮，则五脏六腑皆壮……胃气绝，五日死。"

中药归经学说，是中药药性理论的重要组成部分，张元素在《伤寒论》六经分证的基础上，首创药物归经理论，但其著作中论药较少，如李时珍说："惜乎止论百品，未及遍评。"李东垣继承了先师的这一药学理论。李东垣的六经用药理论，对后世产生了很深的影响，如《兰室秘藏·头痛门》指出"凡头痛皆以风药治之者，总其大体而言之也……然亦有三阴三阳之异"，并提出"太阳头痛，恶风脉浮紧，川芎、羌活、独活、麻黄之类为主；少阳经头痛，脉弦细，往来寒热，柴胡为主；阳明头痛，自汗，发热，恶寒，脉浮缓长实者，升麻、葛根、石膏、白芷为主；太阴头痛，必有痰……苍术、半夏、南星为主；少阴经头痛，三阴、三阳经不流行，而足寒气逆，为寒厥，其脉沉细，麻黄、附子、细辛为主"。

（三）《脾胃论》中体现的学术思想特点及对后世的影响

1. 本书学术思想的特点

《脾胃论》为李杲晚年的著作，也是其脾胃学说的代表著作，东垣学说中理论最集中的一部书，较系统、深刻地反映了他的学术思想。《脾胃论》阐述了中土清阳之气在人体生理功能和病理变化中的重要性，强调了调理脾胃在治疗上的积极作用，是李东垣学术理论最集中的部分，颇能反映他学有渊源、治有特点的思想体系。

在《脾胃论》中，李杲继承《内经》的脾胃为生化之源的理论，提出人受水谷之气以生，脾胃主水谷之运化，则为气血生化之源，人以胃气为本。脾胃和则阴精以升而人健康多寿，脾胃不和则阳精则降而人多病而夭，故疾病从脾胃出。李杲认为：气血津液之根源在于脾胃。饮食水谷靠胃的受纳和脾的运化功能，转输于心肺，化而为气血，以营养周身。他在《脾胃论·脾胃盛衰论》中说："夫饮食入胃，阳气上行，津液与气，入于心，贯于肺，充实皮毛，散于百脉。脾察气于胃，而浇灌四旁，营养气血者也。"李杲认为脾胃为元气之本，在《脾胃论·脾胃虚实传变论》中提出"元气之充足，皆由脾胃之气无所伤，而后能滋养元气。若胃气之本弱，饮食自倍，则脾胃之气既伤，而元气亦不能充，而诸病之所由生也"。

李杲认为脾胃是人体气机升降的枢纽。在一年之气的升降，惟长夏土气居于中央，为四时变化升降的枢纽。以人体而言，脾胃本身即上精心肺以行春夏生长之令，下输膀胱、转味而出则又行秋冬收藏之令。故人身精气的升降运动全赖脾胃，因脾胃居中以为枢纽。东垣在《脾胃论·天地阴阳生杀之理在升降浮沉之间论》中说："盖胃为水谷之海，饮食入胃，而精气先输脾归肺，上行春夏之令，以滋养周身，乃清气为天者也；升已而下输膀胱，行冬秋之令，为传化糟粕，转味而出，乃浊阴为地者也。"可见脾胃健运，升则上输心肺，降则下归肝肾，才能维持"清阳""浊阴"的正常升降运动。李杲在《脾胃论·阴阳升降论》中，以《周易》中"两仪生四象，乃天地气交，八卦是也"即天地阴阳之气的升降交通而产生万物为理论依据，进一步根据天人相应的观点，阐述了人体由脾胃所化生的营养精微在人体的升降出入运动。其论"在人则清浊之气皆从脾胃出，荣气荣养周身，乃水谷之气味化之也"，即述人体之气皆为水谷之气产生，其所出为脾胃，其中有清浊之气，各自运行。东垣论述"清阳为天，清中清者，清肺以助天真，清阳出上窍，清中浊者，荣华腠理，清阳发腠理，清阳实四肢。浊阴为地。浊中清者营养于神，浊阴出下窍，浊中浊者，坚骨强髓，浊阴走五脏，浊阴归六腑"，以阐述脾胃化生的精微之气的运行。

脾胃为生化之源，为元气之本，为气机升降之枢纽，因此脾胃受伤则百病由此而生。在发病机制上，东垣认为脾胃（主要是胃）起着主导作用，所谓"百病皆由脾胃而生也"。如《脾胃论·脾胃盛衰论》曰："饮食不节则胃病，胃病则气短精神少……胃病则脾无所禀受，故亦从而为病焉。"甚至专门立了"大肠、小肠、五脏皆属于胃，胃虚则俱病论"、"胃虚脏腑经络皆无所受气而俱病论"及"胃虚元气不足诸病所生论"诸篇，阐释脾胃内伤，则"或下泄而久不能升，是有秋冬而无春夏，乃生长之用陷于殒杀之气，而百病皆起，或久升而不降，亦病焉"，李杲在《内外伤辨惑论》中说："既脾胃有伤，则中气不足，中气不足，则六腑阳气皆绝于外，故经言五脏之气已绝于外者，是六腑之元气病也。气伤脏乃病，脏病则形乃应，是五脏六腑真气皆不足也。惟阴火独旺，上乘阳分，故荣卫失守，诸病生焉。其中变化，皆由中气不足，乃能生发耳。后有脾胃以受劳役之疾，饮食又复失节，耽病日久，事息心安，饱食太甚，病乃大作。"这里阐述当脾胃受伤，则中气不足，中气不足就会六腑之阳气受损，至六腑之元气为之而伤，元气受损，五脏则病，以至于五脏六腑皆病。只有阴火独胜，营气卫气都失守，各种疾病就产生了。总而言之，全身各脏腑中胃最为重要，病与不病，强与弱的关键都在于胃，假使脾胃受到损伤，就会引起脏腑、经络、九窍等一系列的病理变化。

2. 对后世的影响

《脾胃论》为李杲脾胃学说的代表作，其中的脾胃学说对后世影响很大。明·卢之颐在《本草乘雅半偈·乘雅半偈采录诸书大意》中说："脾胃一论，谓其以一脏具五脏体，一气备五气用，发人未发，真千古之卓见也。"明·徐春甫《古今医统大全》评论诸位医家说："李杲字明之，号东垣，幼明敏，性好医。闻易老张元素以医鸣，携千金往从之，数年尽得其妙。而谓病因脾胃所生者良多，故主内虚则诸邪并入，著《脾胃论》补中益气等方。为王道之本，而实为医家之宗主，"

李杲的入室弟子罗天益受东垣养脾胃思想影响，其医学思想主要以养胃气为本。他说："营运之气，出自中焦，中焦者，胃也。胃气弱不能布散水谷之气，荣养脏腑经络皮毛，气行而涩为浮肿，大便消多而浮肿肠鸣，皆湿气盛也。四时五脏皆以胃气为本，五脏有胃气，则和平而安。"薛己认为脾胃为气血之本，脾又是统血之脏，所以生血必以调补脾胃阳气为先，这样又使他的脾胃论与肾及命门联系了起来，认为"人之胃气受伤，则虚证蜂起"，不论内因外感皆可由脾胃虚弱引起，这对李杲的"脾胃内伤学说"作了进一步阐发。李中梓提出"肾为先天之本，脾为后天之本"的学术观点，对前人的脾肾学说作了高度概括和总结。他认为，人身根本有二：先天之本在肾，后天之本在脾。叶天士认为"内伤必取法于东垣"，而又针对东垣详于升脾而略于降胃之偏颇，主张脾胃分治。他认为"脏宜藏，腑宜通，脏腑之体用各殊也"。叶天士认为，脾与胃虽同属中土，但其功能有别，喜恶不同，故提出了"胃喜润恶燥"的观点。叶氏在李杲的"湿能滋养于胃，胃湿有余，亦当泻湿之太过，胃之不足，惟湿物能滋养"这一论点启示下提出了"养胃阴"的学术思想和理论依据。

（四）《脾胃论》独特的临床诊疗理论经验与特色诊疗方法

1. 甘温除热

所谓甘温除大热法，即指用甘温药物为主治疗内伤发热的方法而言。东垣提倡用此法创设补中益气汤等方剂以治内伤发热，首开中医内伤热病学之先河，他认为"人以胃气为本"，若脾胃有伤，因中气不足，化源不资，不仅会引起营卫失守而患外感，而且更易导致元气不足而患内伤。就内伤发热而言，他明确提出"惟当以辛甘温之剂，补其中而升其阳"，此"补其中"之"中"，即脾胃之气。元气不足而补中者，乃因"元气……非胃气不能滋之"也。故补中即所以补元，元气足则病自愈而热必除，这也是扶正以祛邪的具体方法之一。就内伤之治疗而言，《内经》提出了"虚则补之""劳者温之""温能除大热"。显然，东垣倡导此法即是受《内经》之启发而来的。李东垣用甘温除热作为治疗原则，主要是建立在饮食劳倦内伤脾胃，内伤脾胃元气不足则阴火上行的理论基础上。在《脾胃论·脾胃虚实传变论》中指出："夫饮食失节，寒温不适，脾胃乃伤。此因喜、怒、忧、恐，损耗元气，资助心火，火与元气不两立，火胜则乘其土位，此所以病也。《调经论篇》云：病生阴者，得之饮食居处，阴阳喜怒。又云：阴虚则内热……有所劳倦，形气衰少，谷气不盛，上焦不行，下脘不通，胃气热，热气熏胸中，故内热。脾胃一伤，五乱互作。"李杲创立了补中益气汤，以甘温补气为主，旨在使受损元气得到恢复，中焦枢机得力，阴火自敛。

2. 补中升阳

李东垣在《脾胃论》中指出："火与元气不两立，火胜则乘其土位。"《脾胃论·脾胃虚则九窍不通论》说："脾胃合和，谷气上升，行春夏生长之令，阳气得以舒伸。脾胃不和，谷气下流，清阳下陷，收藏令行，则失生长之气，阳气郁闭不伸。"认为"脾胃不足，百病由生"，在治疗上非常重视脾胃阳气升发，用药偏重升阳补气为主，创补脾胃泻阴火升阳汤、补中益气汤等名方，大胆应用柴胡、升麻、防风等升阳药。《脾胃论》中，东垣制方六十三首，而以升阳法为治者共二十八首，占全部方剂的百分之四十四，近乎一半。

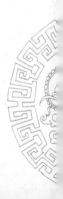